"江苏省第二中医院·名医名家临床医案集萃"系列

王灿晖 温病医案集

主　编　朱益敏
副主编　王　丽　　赵裕沛　　主父瑶
编　委　曹振东　　董克州　　黄宝驹
　　　　顾　诚　　李　磊　　刘梦云
　　　　陆嘉玮　　庞　薇　　徐文慧
　　　　严　璐　　叶景鸿　　薛　媛

东南大学出版社
SOUTHEAST UNIVERSITY PRESS
·南京·

图书在版编目(CIP)数据

王灿晖温病医案集 / 朱益敏主编. — 南京：东南
大学出版社，2023.12

（"江苏省第二中医院·名医名家临床医案集萃"系列）

ISBN　978-7-5766-1106-9

Ⅰ.①王…　Ⅱ.①朱…　Ⅲ.①温病－中医治疗法－医
案－汇编　Ⅳ.①R254.2

中国国家版本馆 CIP 数据核字(2024)第 014024 号

王灿晖温病医案集

Wang Canhui Wenbing Yi'anji

主　　编	朱益敏
责任编辑	褚　蔚
责任校对	子雪莲　**封面设计**　王　玥　**责任印制**　周荣虎
出版发行	东南大学出版社
出 版 人	白云飞
社　　址	南京市四牌楼 2 号　邮编:210096
网　　址	http://www.seupress.com
电子邮箱	press@seupress.com
经　　销	全国各地新华书店
印　　刷	苏州市古得堡数码印刷有限公司
开　　本	700 mm×1000 mm　1/16
印　　张	7
字　　数	105 千字
版　　次	2023 年 12 月第 1 版
印　　次	2023 年 12 月第 1 次印刷
书　　号	ISBN　978-7-5766-1106-9
定　　价	68.00 元

本社图书若有印装质量问题,请直接与营销部联系,电话:025-83791830

"江苏省第二中医院·名医名家临床医案集萃"系列

丛书编委会

丛书序

    医学之道,有中西之分,西为视触叩听、诊断与鉴别诊断,中曰望闻问切、辨证施治,然归根结底皆为探索人体健康之方法。中医药学包含着中华民族几千年的健康养生理念及其实践经验,是中华民族的伟大创举,是我国医学发展的重要组成部分。中医医案是中医专家临床诊治时辨证、立法、处方用药的连续记录,不仅是临床经验总结和传承,也是中医诊疗智慧的体现,更是能帮助后生们理解中医经典知识并转化为临床实践。

    南京中医药大学第二附属医院(江苏省第二中医院)"名医名家临床医案集萃"系列,汇聚了我院临床一线中医名家多年的临床经验和治疗成果,从针灸推拿到药物治疗,从饮食调理到精神疗法,旨在弘扬中医药的瑰宝,传承中医学问,服务广大患者。医案之中,各医家所运用的理论与技术各异,但皆以"辨证施治"为核心,以调理人体阴阳平衡、激发其自身康复能力为目标。在医案中,我们可以看到中医的独特诊疗思路,注重临床患者体质信息的采集,体现整体观;注重八纲辨证,强调个体差异;注重病机分析,强调患者的症状、气质、体质等综合判断;注重治未病,强调预防措施的重要性;注重辨病和辨证统一,强调中西融合,中西治疗模式互为补充。

本医案集的推出,恰逢我院建院三十五周年。首先,我要特别感谢所有参与这部丛书编写的专家们和工作人员,他们辛勤耕耘,用笔墨展示了自己对中医药事业的爱,用实际行动给医院奉献一份厚礼;同时,我也衷心希望专家们的心血能够对临床一线年轻医生、中医学生有所帮助,加强他们对中医学的认识,提高临床中医诊疗能力,让更多的人受益于中医的疗效。

江苏省第二中医院党委书记　　殷立平

灿若星繁，杏林春晖

　　癸卯年六月二十四日，正值门诊，忽觉心中悸动；顷刻惊悉吾师王灿晖先生仙游，不胜悲痛，竟无语凝噎，不能自已！

　　先生幼承家学，师从名医，昼学夜思，投身医疗教育事业七十余载，博古通今，中西兼修。为师者，先生桃李满天下；为医者，先生活人无数。先生以毕生之精力，践行"守正创新"之初心。

　　育人者，先生编纂教材，开创中医现代温病学，融汇现代医学，自成一家。作为博士生导师，先生培养硕博生遍布全球，曾受国家卫生部委托，先后开办了三期全国温病学师资班，在全国具有较高的影响力，也为温病学科的建设培养了大量人才。医人者，作为国家人事部、卫生部、中医药管理局确定为全国第二批名老中医药专家师承学习指导教师及江苏省十大国医名师，先生悬壶济世，术精岐黄，妙手回春，诸多疑难，手到病除。

　　先生是我医学道路上的灯塔，他常常对我讲："病人是我们的老师，要从病人身上不断地总结学习，不断地进步。"每每向先生请教，都让我如饮醍醐、若沐旭光。退休后，先生依然关注祖国传统医学的发展，为新时代中医学的蓬勃发展而欢欣鼓舞。他坚持门诊，把时间留给患者。他放心不下患者，患者亦离不开他。

再次来到先生的诊室,似乎看到先生仍坐在那里,和蔼可亲地为人诊病。泪目中看着空荡荡的座椅,方知先生已去。斯人已逝,悲哉人道异,一谢永销亡! 常常忆及先生点滴,不禁悲自心起,哀岐黄耆宿陨落,悲杏林桢干之折。

　　先生常讲:"我们都是中医事业的小石子,一个个的小石子铺就了中医的康庄大道!"离开是暂时的,精神是永续的,收拾好悲痛的心情,沿着先生的足迹,让我们继续在岐黄的道路上成就一番天地。

　　今为弘扬先生温病思想,传承其学术精华,特编撰《王灿晖温病医案集》,展现并总结先生以温病思维诊治内伤杂病之精要。此集虽仅先生著述之一斑,但亦可略窥其学术风采。

　　今承先生遗愿,以志铭感,是为序。

癸卯年冬　弟子朱益敏敬序于江苏省第二中医院

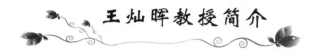

王灿晖教授简介

　　王灿晖教授(1937年8月—2023年6月),江苏如东人,为全国著名中医学家,江苏省十大国医名师,中医温病及内科学专家,国家人事部、卫生部、中医药管理局确定的名老中医药专家师承学习指导教师,南京中医药大学教授、博士研究生导师,国家中医药管理局重点专科江苏省第二中医院"肺病专科"学术带头人。享受国务院政府特殊津贴。

　　王灿晖教授于1951年师从欧阳福保先生,1958年在江苏省中医进修学校深造毕业后留校任教;坚持门诊临证,做到教学与临床相互融合促进。王教授熟知古籍,精于温病,但不囿于温病,中医造诣深厚,中西融合。他为推动中医药事业的发展,起到了举足轻重的作用。

　　在学术思想上,王灿晖教授提出温病"清透"合治。温病早期即采取"清透"合治,清者即清热解毒以退热;透者是为透散邪热,驱邪外出。里热内郁、不易外解时,"透"能祛郁热之势,使内郁之热直折而去,以促邪外达。由此他创立了用于外感热病的"清气解毒合剂"。在致病因素方面,王教授注重"瘀邪"致病,提出温病化瘀应"先证而药、全程介入"。"瘀"存在于温病全程:卫分时,伤津耗液,血行呆滞;气分时,火热鸱张,津液血滞;营血分时,脉络瘀滞。

1. 精心育人，培养高层次人才

人才是持续发展的基石。王灿晖教授非常重视中医教育工作，承担了本、硕、博不同层次的教学工作，主编了多部全国统编教材。王教授桃李天下，千余名弟子遍布全国各地，促进了当地中医事业的发展。

王灿晖教授曾为国务院学位委员会中医学科评议组委员，为全国中医院博士点的评定做了大量工作，也为研究生的培养工作做出了巨大贡献。作为博士生导师，他先后培养了大量的博士与硕士；还兼任多所高等中医院校客座教授，多次远赴香港、日本、美国等地区和国家讲学，传播中医文化；并受国家卫生部委托，先后开办了三期温病学的全国师资班，为全国培养了大量的温病学骨干。

2. 狠抓学科，创建现代温病学

王灿晖教授长期担任国家中医药管理局、江苏省政府重点学科——温病学、中医临床基础学科的学科带头人，为学科的建设和发展做出了不可磨灭的贡献。

20世纪50年代，王灿晖教授和孟澍江教授、沈凤阁教授等温病学家编写了符合高等教育规律的首版温病学教科书，首次系统而全面地阐述了温病学的基本知识、基础理论和临床运用，对温病学中的一些疑难问题如新感、伏气学说、伤寒与温病的关系问题等都予以明确的解释，规范了现代温病学科的发展方向。王灿晖提出温病学科应在文献整理、临床研究和科学实验三方面全方位发展，形成古典温病学、临床温病学、实验温病学三个分支体系。

王灿晖教授非常重视临床学科的建设和发展，担任江苏省第二中医院肺病科学术带头人，并带领本院肺病科成功入评为国家中医药管理局重点专科。

3. 坚持实践，融合外感和内伤

王灿晖教授非常重视临床实践，从医70余年坚持不懈从事临床工作，积累了丰富的诊疗经验，形成了鲜明的临床特色，不仅在诊治温病方面有着独特的经验和方法，而且在内伤杂病治疗方面也有很丰富的体会。

在临床实践中，王灿晖教授强调基础理论应与临床运用紧密结合，使基础理论能够有效地指导临床实践，在实践中体现其真正的价值，并且在实践中得到充实和发展。王灿晖教授还主张温病学理论与内伤杂病理论应紧密结合，内伤杂病在其病变的某些阶段可表现出温病的属性，因此可以通过运用温病的理论分析病机，进而采用温病的治法进行治疗。此外，王灿晖教授还重视中西医理论和方法相结合，提倡继承前人经验与创制新法相结合。

4. 参与抗疫，引领行业新局面

王灿晖教授在担任中华中医学会感染病分会主任委员期间，为全国的感染病防治工作做了大量的工作，打开了中医抗感染病发展的新局面。在学会工作中，经过几届的实践，温病学会改为感染病学会，这对温病学从理论向临床的演变发挥了重要作用，体现了从理论到临床的飞跃。

在新冠肺炎疫情防控工作中，王灿晖教授不顾年事已高，高屋建瓴地提出疫情防控指导性意见，他十分重视"治未病"思想，强调"预防"的重要性，主张固表益气、燥湿健脾、祛毒防毒，亲自拟定"宏济防疫方"。在扬州疫情防控期间，他制定"五方"，提出"形神相俱、动静结合"的康复理念，并运用于定点康复医院扬州二院，对当地疫情的防控及患者的康复起到了重要作用。

5. 参政议政,推进中医药发展

王灿晖教授连续担任第八、第九届全国政协委员。他积极参政议政,认真提交议案,如曾就"解决高校中医教师行医资格问题"写出提案,为广大中医院校教师进入临床,做到教学与临床结合,发挥了极其重要的作用。

王灿晖教授在第八届全国政协会议上对关于医疗改革做了精辟发言,探讨了医疗行业究竟是市场经济还是福利事业,并进行了深入的阐述。他的发言得到领导和舆论的高度重视,中央电视台的《新闻联播》播出了其实况讲话,在全国产生了很大的影响。

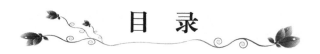

目　录

沴疠寒疫
——新型冠状病毒感染

　　新型冠状病毒感染是一种急性传染病,在全球范围内造成了严重的公共卫生事件,对全世界的健康及经济产生了重大的影响。

　　王灿晖教授认为新型冠状病毒感染归属于中医"温病"范畴,属于"疫病",乃疫疠之气侵袭人体,进而出现发热、咽痛、咳嗽、乏力、腹泻、关节酸痛等症状;常与寒、湿、风、热之邪夹杂一起,传染性强,传播快,范围广,变化多,容易反复,缠绵难愈。根据疫情的发病特点及临床特征,王灿晖教授认为该病乃感染疠气挟寒湿之气,与体内的伏燥之邪合而为病。疠气自皮毛、口鼻而入,入于膜原之间,伏而未发;随着病情的演变,若病邪出表,则病情向愈;若病邪由膜原进一步传变,则疠气所挟寒湿之邪郁而化热,或入里,或表里分传,或逆传心包扰乱心神。

　　在辨证论治方面,王灿晖教授认为需要根据疫病的不同阶段采取不同的辨证方法,不可拘泥于单一的辨证方法,可以卫气营血辨证和三焦辨证为主,并结合脏腑辨证。将上、中、下三焦病变与具体脏腑结合起来。纵观"新冠"疫情,患者首发症状多以乏力、肌肉酸痛、干咳、发热、恶寒或不恶寒为主,此主要为卫分及上焦肺部症状表现。部分患者消化道症状也比较明显,包括纳差、恶心、呕吐、腹泻等;或发病早期口干、口苦,与中焦脾胃症状相吻合;重症患者会在短期内突发高热,甚至神昏,则属逆传心包;而患者肝功能受损、肾功能异常、有少尿等表现,则与下焦肝肾病变息息相关。

在治则上，王灿晖教授指出"以平为期，以通为要，截断扭转，开达膜原"为本病的基本治则。"以平为期"指阴平阳秘是人体常态，也是疾病治疗后的期望状态。根据正邪盛衰，斟酌阴阳虚实，调整人体机能，以达到平和、协调、稳定的状态。在疫病的治疗中，需注意"平"字当先，既不可祛邪太过，以致耗损正气；也不能过早补益，以致闭门留寇。"以通为要"则是指在治疗上采取各种通的方法。人体由脏腑、经络、皮毛、气血、津液等组成，其生命活动的运行在于"通"。"截断扭转"是十分重要的温病治疗法则。对"新冠"疫病，一是强调祛邪为首要任务，尽早截断病情传变进展；二是注重辨病与辨证结合，运用三焦辨证及卫气营血辨证的同时，还需要认识到新型冠状病毒感染的自身特点，辨病治疗；三是灵活运用各种治法，既要邪正合治，又要多证同治，还要兼顾宿疾。"开达膜原"在温病治疗中占据重要的地位。膜原为三焦之门户，与三焦气机的输布运行密切相关，可以屏障气血，保护内脏器官，抵御外邪深入。邪气若停着膜原，与卫气相持，正胜邪退，则邪自卫表排出；若邪气加重，正不胜邪，侵淫范围扩大，则病情加重。

在治法上，王灿晖教授认为清肺解毒为治疗首务，宣肺止咳为重要环节，随证可配合祛风利咽、化湿泄浊、化瘀通络、扶正固本等法。"新冠"疫病，虽极早期或早期疠气夹寒湿为患，但速传于肺，以致出现高热、咳嗽、苔黄腻等肺热之症。故清肺解毒为首务，这也是"祛邪为第一要义"的体现。肺之宣肃功能正常，则一身气机调畅，湿邪易化。若邪气干肺导致肺之宣肃功能失调，则上逆作咳。故疫病期间需宣肺以助湿化，因而宣肺止咳为疫病治疗中的重要环节。风邪致病极其广泛，为外邪致病之先导，且风善行而数变，与疫病之传变快，变数多相合。由于咽喉是温邪入侵人体必经之路，因此，在温病的发生过程中，咽喉很容易受到侵害，故也要重视祛风利咽之法，以早期截断疠气传变。湿邪是该病的重要致病因素，湿为胶滞阴邪，性氤氲重浊黏滞，易阻滞气机，以致患者在疫病期间出现头痛、身重疼痛、腹泻、身热不扬等症状。这也是"新冠"疫病迁延难治，甚至核酸检测复阳的原因之一,因此应重视化湿泄浊法。随着温病病情的发展,火热鸱张,伤津最速,耗阴伤津愈重,火烁营阴,侵扰心神之营血分愈显,以致血液黏滞度增高形成瘀滞;若夹杂湿邪,则湿热胶固黏腻,稽留日久,耗阴伤液,亦会形成瘀滞;再或病患素体虚弱,气虚行血乏力,也会导致瘀滞。血瘀之邪又可作为新的致病因素,引病作祟。"新冠"疫病患者后期会有程度不同的胸闷、憋气、唇甲紫绀等瘀血阻滞的表现,从而出现严重的低氧血症,导致多脏器功能受损或周围循环衰竭而危及生命,是以需要化瘀通络之法。疫病的中后期,患者正气渐衰,至晚期,或大伤气血津液,阳损及阴或阴损及阳,阴阳失衡导致亡阴亡阳。部分病患急剧进展,表现为急性呼吸窘迫综合征、脓毒血症等危重症。病毒导致的阴阳、气血、脏腑功能迅速虚衰,虚者补之,是故应扶正固本,通过补气、补血、补阴、温阳、固涩等手段以固脱救逆。

病案一

程某某,女,45 岁。主诉:发热 2 天。

初诊(2023 年 1 月 5 日):患者外出归家,当日即高烧,体温达 39.5 ℃,恶寒甚重,虽覆两床棉被仍洒淅恶寒,身抖齿响,周身酸楚,肤烫无汗,咽痛如割,无咳无涕。自服退热药,汗出热退,旋即再起,乏力较甚。次日来诊,虽仍有高热,但恶寒不甚,咽痛如旧,口干口渴,无咳无痰。刻下:神志清楚,精神萎靡,纳食不馨,溲赤便溏。查指脉氧 98%,甲乙型流感病毒抗原阴性;新型冠状病毒咽拭子 PCR 核酸检测阳性。心肌酶谱及肝肾功能均正常。胸部 CT:两肺纹理增多。血常规:白细胞 4.2×10^9/L,中性粒细胞比率 56.4%,单核细胞数 0.76×10^9/L,C-反应蛋白 36.0 mg/L。

视其舌红,苔薄黄,切其脉弦,辨属气分热盛,予以清肺解毒。拟方:金银花 15 g,连翘 15 g,鸭趾草 30 g,忍冬藤 30 g,半枝莲 15 g,板蓝根 15 g,柴胡 10 g,蝉蜕 6 g,土牛膝 15 g。3 剂,每日 1 剂,水煎服 200 mL。服药次数每日不应少于 3 次,即早、中、晚各服 1 次,必要时夜间还须加服1次。

二诊（2023年1月8日）：患者当日归家后，遵嘱服药，汗出得舒，诸症改善，次日热退，新发咳嗽，痰黄质黏，咯吐不易。视其舌红，苔黄微腻，切其脉弦滑，辨属痰热郁肺，予以清热化痰、宣肺止咳。拟方：炙麻黄8 g，生石膏20 g，杏仁10 g，桑白皮12 g，川芎10 g，陈皮10 g，甘瓜蒌仁12 g，桔梗12 g，浙贝母15 g，麦冬10 g。5剂，每日1剂，水煎服200 mL，早晚各一次温服。

5日后回访，患者诸症已退，神清气爽，唯遗偶咳，嘱饮食调护。

【按】 暮冬季节，彼时四方出疫，新冠为祸，患者感染病毒，恶寒甚重，虽覆两床棉被仍洒渐恶寒，乃寒疫袭卫之象。肺为娇脏，不耐寒热；又为华盖，开窍于鼻，外合皮毛，主一身之表，最易受外邪侵袭。故叶天士在《温热论·温病大纲》中指出"温邪上受，首先犯肺，逆传心包"。吴鞠通于《温病条辨》中言："凡病温者，始于上焦，在手太阴。"此次疫疬之邪，通过口鼻二窍，侵袭肺卫，正邪交争于卫表，故而早期出现恶寒发热之象。王灿晖教授认为此次疫疬乃属于"渗疬寒疫"之范畴，而寒邪的致病特点为寒性收引而致疼痛，伤及人体表阳，阳气凝滞不通，而出现周身肌肉酸痛。喉以纳气通于天，咽喉者，水谷之道路，气之所以上下者，喉为气道，属肺系，肺主人身之表，司呼吸，是气机升降出入之枢纽，故喉痒咳嗽一证，标在喉、本在肺。由于咽喉是温邪入侵人体必经之路，因此，在温病的发生过程中，咽喉很容易受到侵害。故王灿晖教授重视祛风利咽之法，可选择土牛膝、薄荷、蝉蜕、牛蒡子等药物以祛风利咽。

但因疫情传变极快，虽极早期或早期疬气挟夹寒湿为患，但速传于肺，以致很快出现高热、咳嗽、苔黄腻等肺热之征，且此时临床症状较为显著，临床就诊以此期患者为多见，故而要重视"清肺解毒"。该患者初感疫邪，表现为卫分之象较甚，然，速传气分，高热持续。这正是疫邪与普通六淫不同之处——传变极快。传至气分时，已存在寒化热之征，故而以清肺解毒合剂为治。"清"为八法之一，乃清热之意；

"透"即透达、透发、宣透，具有透解郁热、祛其闭塞、畅其气机之效，气机畅达，邪热外出之路通畅，郁伏于里之热邪即可透达于外。

王灿晖教授作为现代温病学的创始人之一，创立经验方"清气解毒合剂"，本方由鸭跖草、忍冬藤、金银花、连翘、蒲公英、半枝莲、板蓝根、柴胡、蝉蜕等药物组成。方中板蓝根、蒲公英、鸭跖草、忍冬藤等药物主要是清热解毒，且经现代医学研究认为具有一定的抗病毒作用，正体现"热毒得清、病源即除、其热自退"。方中柴胡、蝉蜕、连翘等具有透邪泄热之功而有着良好的解热之功，即为"透"之意，以透散邪热、驱邪外出。

"清肺解毒"法也是温病治疗中"截断疗法"的一个体现。所谓"截断疗法"，是中医"治未病"思想中"既病防变"在临床应用中的具体体现，包含"截断与扭转"两方面。截断的目的是截邪深入，或防止传变；扭转则是在截断的基础上扭转病势，使之向好的态势发展。王灿晖教授曾于20世纪90年代发文对此阐释，进行探讨，且见地独到，并提出提高"截断疗法"的几个途径：强调祛邪为首要任务；辨病与辨证结合；随证施治疗，灵活多变；重视方药的特殊性。因此在新型冠状病毒感染治疗中，"驱邪外出，防邪深入，扭转病情"的思想需要一直贯穿治疗的整个过程。

两日后，本案患者体温渐复，咽痛缓解，提示疫疠之邪传变得到了有效控制，即截断了"新冠"病毒的传变。但因疫疠之邪已然伤及肺络，故而出现咳嗽、咳痰之症状，此时治疗上需要采用宣肺止咳，故用药如杏仁、紫菀、款冬花、陈皮等。王灿晖教授一直重视津液在温病中的重要地位，盖因疫疠之邪易耗气伤津，故而在治疗中加入麦冬、芦根等滋阴生津之品。

病案二

花某某，女，65岁。主诉：发热咳嗽1天。

初诊（2023年2月5日）：因接触染疫家人，寒热交替，恶寒更甚，未曾汗出,得暖不解,体温最高 39.0 ℃;头痛如裂,连及眼眶;身痛酸楚,腰痛如折,咳嗽不止,痰多色白;咽痛如割;遂求诊。刻下:神志清楚,精神不振,二便正常,纳呆,睡眠不佳。查:指脉氧 97%,新型冠状病毒咽拭子 PCR 核酸检测阳性。胸部 CT:两肺少许散在渗出灶。血常规:白细胞 $3.8×10^9$/L,中性粒细胞比率 68.4%,单核细胞数 $0.82×10^9$/L,C-反应蛋白 32.0 mg/L。

视其舌淡苔白,切其脉紧,辨属寒湿袭表,治以宣肺透邪,避秽化浊。处方:生麻黄 6 g、苦杏仁 10 g、羌活 15 g、川芎 12 g、荆芥 12 g、防风 12 g、藿香 15 g、佩兰 10 g、苍术 15 g、茯苓 30 g、厚朴 15 g、焦槟榔 9 g、煨草果 9 g、蝉蜕 6 g、赤芍 12 g。3 剂,每日 1 剂,水煎服 200 mL,早晚各一次温服。

二诊(2023 年 2 月 8 日):药后汗出热退,诸症得舒,头身疼痛减缓,仍咳有痰,色白量多,纳呆不爽。视其舌淡略紫,苔白微腻,切其脉滑。辨属痰湿郁肺,兼有瘀滞,治以燥湿化痰,宣肺化瘀。处方:太子参 10 g、姜半夏 9 g、化橘红 15 g、茯苓 20 g、芥子 12 g、莱菔子 12 g、紫苏子 12 g、前胡 12 g、焦三仙各 15 g、白术 15 g、炙甘草 8 g、赤芍 15 g、川芎 12 g、桃仁 10 g。5 剂,每日 1 剂,水煎服 200 mL,早晚各一次温服。

三诊(2023 年 2 月 13 日):患者诸症得解,复查胸部 CT 示渗出病灶吸收。

【按】"新冠"乃疫疠之邪夹挟寒湿为患,证机虽繁,其核心则是疫疠之邪闭肺困脾,治疗仍以散寒除湿、避秽化浊、开达膜原、解毒通络为则,并随症加减。

患者初期恶寒发热、头身疼痛、脘痞纳差,正是寒湿袭表、阻肺、碍脾的临床表现,故处方以宣肺透邪,避秽化浊。药用麻黄、羌活、苍术散寒,羌活、藿香、佩兰、苍术、茯苓、厚朴、草果等药以驱湿邪;而厚朴、槟榔、草果则取达原饮之意,以求开达膜原,避秽祛浊;入赤芍以求活血通络之效,防止已病传变更甚,以致肺闭之衰。

二诊时患者诸症得舒,说明前期疫邪得以截断扭转,病情向愈,但肺为娇脏,尤易受损,故咳嗽白痰不止;加之疫疬及寒湿之邪均会阻滞气机,血行不畅,故治以燥湿化痰、宣肺化瘀,取二陈汤、三子养亲汤加减。太子参是调肺气固脾胃的佳药,以该药培正气、败邪气。前胡入肺脾经,苦能降气平喘,辛能发散解表,寒能清热,降气化痰,配太子参扶正以托举残余疫邪外出。

　　此病案在病发早期即加入化瘀之品,乃基于王灿晖教授有关新型冠状病毒感染致病特点及病理结果,提出其治疗需要重视化瘀法。王灿晖教授认为新型冠状病毒感染引起的"瘀"可从以下几点考量:

　　(1)疬气损伤肺络致瘀:新冠病毒为疫疬之邪,极易导致肺气亏虚,进而引起鼓动气血无力。人身之气,禀命于肺,肺主一身之气而朝百脉,其重要功能为"主气,司呼吸"。新冠病毒导致肺络受损,则其主气及朝百脉功能失司,而致气之行血及摄血乏力,继而引起血行缓慢致瘀,"气为血帅,气行则血行",气虚气滞,可致血气运行受阻,均可滞留为瘀。

　　(2)热燔致瘀:新冠病毒传变极速,往往很快传变至气分,化为里热,以致里热外蒸内郁,火热鸱张,热势愈重,伤津最速。《金匮要略》云:"热之所过,血为之凝滞。"《读医随笔》中提出"夫血犹舟也,津液水也,津液为火灼竭,则血行愈滞",津血同源,津液耗伤势必导致血液黏滞,运行变缓,无水舟停,以致血液黏滞度增高形成瘀滞。

　　(3)湿滞成瘀:湿邪是新型冠状病毒感染的重要致病因素之一。湿为阴邪,易损阳气,而致气血鼓动无力,引起瘀滞;同时湿性黏滞重浊,易侵犯经络,气滞血凝,壅滞脉管成瘀。正如《灵枢·百病始生篇》所谓"湿气不行,凝血蕴裹而不散,津液涩渗……"。

　　(4)湿热胶着致瘀:新型冠状病毒感染在气分证阶段开始,湿热交加,更易致瘀。朱丹溪指出"血受湿热,久必凝浊"。湿热胶固黏腻,耗阴伤液,形成瘀滞。热被湿遏,热蒸湿动,湿热胶结、缠绵阻遏,气行不畅则行血乏力,以致瘀滞。

可见新型冠状病毒感染在病程中是存在"瘀"这个病理特征的。此类患者早期的病例报告也指出疾病的初期存在着微循环障碍；后期的尸检病理更加证实了多脏器血栓的形成，由此表明了从早期的微循环障碍到后期的血栓形成，是一个从量变到质变的过程。这也提示我们应该先证而药，早期使用化瘀治疗，以防微杜渐。故在此病案中，在病程的不同时期，均使用了化瘀疗法。

病案三

王某某，女，61岁。主诉：咳嗽咳痰2周。

初诊（2021年8月23日）：患者于2021年8月4日接触染疫者，发热畏寒，交替而作，体温最高38.5℃，骨节酸痛，周身酸楚，2021年8月7日至扬州疾控中心查新冠病毒核酸阳性，2021年8月9日胸部CT提示多发散在磨玻璃影。确诊为新型冠状病毒感染（普通型），至定点医院予以俯卧位通气、中药饮片等综合治疗。后两次核酸检测为阴性，病情平稳，但仍遗留有咳嗽咳痰，昼重夜轻，痰少色黄，乏力明显，于2021年8月23日转至定点医院康复治疗。刻下：神志清，精神可，纳谷尚可，大便干结，夜寐尚安。查：血常规：白细胞 $4.5×10^9$/L、中性粒细胞百分比33.7%、淋巴细胞百分比53.5%、中性粒细胞 $1.65×10^9$/L、血小板 $3.14×10^9$/L、血小板压积0.340%。超敏C反应蛋白：8.9 mg/L。血生化：谷丙转氨酶：28 U/L、谷草转氨酶38 U/L、白蛋白38 g/L、甘油三酯1.94 mmol/L、肌酸激酶同工酶26.00 U/L、β2微球蛋白0.83 mg/L。胸部CT：两肺散在索条影及少许斑片影。

视其舌暗红，有点刺，苔黄微厚腻，切其脉弦。辨属湿热蕴肺，兼有血瘀，治以清热利湿化瘀。处方：黄连6 g，厚朴9 g，石菖蒲12 g，法半夏9 g，黄芩12 g，栀子10 g，枳壳10 g，茯苓15 g，滑石粉15 g，丹皮10 g，赤芍12 g。5剂，每日1剂，水煎服200 mL，分早晚2次温服。

二诊（2021年8月28日）：咳嗽频次减少，仍少许黄痰，乏力，诸症改善。视其舌暗、苔黄白，切其脉滑。辨属湿热蕴肺，兼有血瘀，治以清热利湿化瘀。处方：黄连6g，厚朴9g，太子参10g，法半夏9g，黄芩12g，仙鹤草15g，枳壳10g，茯苓15g，白术15g，丹皮10g，赤芍12g。5剂，每日1剂，水煎服200mL，分早晚2次温服。

三诊（2021年9月2日）：咳嗽偶作，咳痰量少，乏力消失，诸症向愈。视其舌暗、苔薄微黄，切其脉弦。处方：黄芪10g，炒白术12g，猪苓12g，黄精10g，薏苡仁15g，丹皮10g，赤芍10g。5剂，水煎服200mL，每日1剂，早晚温服。

【按】 对新型冠状病毒感染恢复期遗留症状方面：大部分患者经前期治疗后症状基本消失，处于无遗留症状状态。部分患者仍遗留有一种或多种症状。在中医四诊收集的信息中，咳嗽、嗅觉/味觉减退、口苦等具有较高发生率，而胸闷气喘等遗留症状几乎没有出现，说明轻型及普通型患者到了恢复期后肺功能损害已经基本恢复，这与轻型及普通型患者正气受损较轻或者正气恢复较快有关。恢复期无畏寒、发热等表现，表明此期已无卫表、气分症状；而咳嗽出现频率高，则是因为肺脏感邪后，其宣发肃降功能受损，肺气上逆，发为咳嗽；鼻塞、嗅觉异常则是因疫疬之邪自口鼻而入，导致鼻窍不利，清道壅塞所致。恢复期出现咽干，不同于疫病初起疫疬之邪挟燥伤咽道所致，而是后期下焦肾阴受损、虚火灼阴所致；乏力气短是因疫疬之邪耗伤正气，至恢复期时，正气仍未复原所致；遗留有头身困重、腹泻、纳差症状，是因此次疫疬挟湿为患，湿性黏滞，中焦脾胃受损，缠绵难解而留；口苦乃疫疬夹挟湿热之邪，郁滞少阳而成。

通过聚类分析可知，恢复期患者的中医证候特征有三：① 正气充沛，血分余热未清。此类患者或因正气充足，邪未伤正；或因邪伤正损，驱邪外出后，正气已复。总之，基本达到正复邪去的状态。但该证候特征的患者有"点刺舌"表现，提示了疫疬之邪自血分而解后，仍遗留有余热未清。② 瘀热相夹。舌暗红是热致血瘀之象；苔黄乃余热为患；陈修园说"弦从肝化，可阴可阳"，与舌暗红、苔黄合而为证，则提示瘀热相夹。③ 湿热瘀毒。疫疬之邪伤肺，肺络受损，肺气失宣发为咳嗽;舌红因热邪为患所致,舌紫乃瘀血留滞而成。苔黄白厚腻则是湿热不化,中焦受损。从第②、第③两类证候特征可以看出,"瘀"是一个不可忽略的病邪。疫疠之气因自口鼻而入,损伤肺络,肺气不足,辅心行血失司成瘀;或热势鸱张,"津液为火灼竭,则血行愈滞"成瘀;或湿邪内郁,脾失运化,既可直接引起气行不畅,行血无力,又可因母病及子,肝木失达,气不疏则血不行,而致血瘀;或湿热胶着,"血受湿热,久必凝浊";或病久入络,"病久气血推行不利,血络中必有瘀凝"。恢复期,因疫疠之邪损伤正气,部分患者正气未复,无力驱邪全尽,会遗留有热邪、湿邪等,与瘀邪相兼,而成瘀热相夹,湿热瘀毒之象。

该患者可归属于第三类湿热瘀毒。对于湿热瘀毒为患而言,因上焦肺及中焦脾胃受损,水液运化失司,湿热内生,挟瘀为患;治法以清利湿热祛瘀为主;方选连朴饮加减。二诊时,患者湿热之象有所改善,后续治疗上以原方加减,加入太子参、仙鹤草以加强补气之力。三诊后,患者湿热之邪已解,疫邪伤正尚未复原,故而治法上重于扶正,兼以祛邪,以防邪复。

(整理:赵裕沛)

感冒
——急性上呼吸道感染

　　急性上呼吸道感染在现代医学中有普通感冒、时行感冒之分,中医所称感冒相当于西医学的普通感冒、上呼吸道感染,不包含流行性感冒。

　　历代医家认为温病和伤寒是两个相对的概念,相对于狭义伤寒"伤于寒"而言,伤于温者即为温病。《难经》所谓"湿温、热病、温病",即为温病范畴,吴鞠通《温病条辨》将其分为"风温、温热、瘟疫、温毒、冬温、暑温、伏暑、湿温、寒湿、温疟、秋燥"。温病名目众多,或夹风、或夹湿、或夹暑,所谓风温、湿温、暑温是也,又根据运气时令增订了春温、冬温等病名。王灿晖教授则认为寒、温虽然本质不同,又常兼夹风、暑、湿、燥等邪气感人,与机体发生复杂的反应,但其表现于外的证候,归纳起来不外阴阳、表里、寒热、虚实。伤寒学说是温病学说的基础,温病学说是伤寒学说的发展,二者有着密切的联系,达到寒、温的统一。此为外感热性病治疗奠定了理论基础。王灿晖教授指出急性上呼吸道感染属于中医温病范畴,属"感冒"。感冒为感受风邪引起肺卫功能失调的外感病证,主要症状有出现鼻塞、流涕、喷嚏、头痛、恶寒、发热、全身不适、脉浮等。

　　在辨证论治方面,王灿晖教授对于感冒的病因有着独特的探讨和概括,感冒虽为外感六邪致病,有"当令之时气"和"非时之气"之分。当令之时气,即:由于气候突变,温差增大,感受当令之气,如春季受风,夏季受热,秋季受燥,冬季受寒等病邪而病感冒;非时之气,即:因气候反常,春应温而反寒,夏应热而反凉,秋应凉而反热,冬应寒而反温,而因病感冒。临床上有风寒、风热、暑热等的不同证候,在病程中可见寒与热的转化或错杂。

王灿晖教授认为感冒符合风温初期的表现,其病机也在不断转化。根据临床观察,传变遵循外感热病脏腑卫气营血、阴阳及其三焦传变的病机变化:一是卫分病变,外邪入侵,肺卫首当其冲,卫表不和,肺卫失宣,正邪相搏于表,故见发热,风寒风热之邪不同,恶寒轻重不一;二是气分病变,邪毒深入气分或直中气分,总的病机为正邪剧烈交争,气机阻滞,热盛炼津,脏腑功能疏泄失常;三是营分病变,正气虚弱,邪气进一步深入营分,热扰心神;四是阴阳病变,时行感冒可出现阴精、阳气受损而致机体衰竭的危象。

在治则治法上,王灿晖教授言:太阳病证,标证为"头痛身热,恶寒怕风,项强腰痛,骨节烦疼,无汗者寒甚于风,自汗者风重于寒";本证为"渴欲饮水,水入则吐,小便不利,甚或短数淋沥,或反小便自利,蓄血如狂";中见证为"凡见太阳标证,而大便不实,小便清白,甚则男子遗精,女子带多,腰脊坠痛,痛如被杖,甚或气促而喘,角弓发痉,若目戴眼上视,尤为危候"。兼证为"兼肺经证,鼻塞流涕,鼻鸣喷嚏,嗽痰稀白,甚则喘而胸满。兼脾经证,肢懈嗜卧,口腻腹泻;兼胃经证,饱闷恶食,嗳腐吞酸"。故他主张六经辨证,温寒互用,补泻兼施。感冒由外邪客于肌表引起,应遵循《素问·阴阳应象大论》中"其在皮者,汗而发之"之意,故采用辛散解表的法则,祛除外邪,邪去则正安,感冒亦愈。解表达邪应根据所感外邪寒热暑湿的不同,而分别选用辛温、辛凉、清暑解表法。外邪引起肺卫不和,导致肺失宣降,王教授主张宣通肺气,肺主皮毛,宣肺又可解表,宣肺与解表相互协同,有助于恢复肺的宣肃功能。虚人感冒,王老指出应扶正祛邪,不可专事发散,以免过汗伤正。累及胃肠者,应佐以化湿、和胃、理气等法治疗。

病案一

李某,女,31岁。主诉:发热咽痛3天。

初诊(2023年1月4日):患者3天前出现发热无恶寒,体温高达39.5 ℃,咽痛如割,无咳无涕,周身酸楚,酸软乏力,口苦不欲饮食,于急诊就诊,查血、尿常规均未见明显正常,胸部CT等检查也未发现异常,甲型乙型流感病毒初筛:阴性。诊断"感冒",给予清开灵颗粒冲服,症状未缓解。今日来诊,刻下:神志清楚,精神委顿,高热,体温达39.0 ℃,有汗不解,咽痛、全身酸痛、乏力等不适。视其舌红,苔薄黄,切其脉洪数,辨属风热感冒、热毒至盛,予以清热解毒,透邪泄热。拟方:鸭跖草30 g、忍冬藤20 g、板蓝根20 g、连翘15 g、蝉衣8 g、柴胡10 g、蒲公英20 g。3剂,水煎服200 mL。服药次数每日不应少于三次,即早、中、晚各服一次,必要时夜间还需加服一次。

二诊(2023年1月7日):患者当日归家后,遵嘱服药,汗出得舒,诸症改善,次日热退,体温降至38.0 ℃,第3天后体温降至37.0 ℃。就诊当日患者体温已正常2天,咽痛转为咽干咽痒,干咳无痰,乏力。视其舌偏红、苔薄黄,切其脉滑,辨属风热犯表,予以疏风解热,利咽止咳。拟方:桑叶15 g、冬凌草20 g、桔梗6 g、芦根15 g、杏仁8 g、玄参10 g、川贝母10 g、麦冬10 g、桔梗8 g、生甘草6 g。5剂,水煎服200 mL,早晚各一次温服。

三诊(2023年1月12日):患者二诊服药后体温正常1周,咽干咳嗽诸症好转,乏力,自汗,动则尤甚。视其舌淡红、苔薄白,脉细。辨属气阴两虚,予以益气养阴,固表止汗。拟方:太子参15 g、生黄芪25 g、石斛10 g、北沙参15 g、天花粉10 g、黄精10 g、炒白术10 g、防风10 g、茯苓10 g、炙甘草6 g。5剂,水煎服200 mL,早晚各一次温服。上药连服5天后诸症消失。

【按】 风热感冒,热盛者,临床症状主要是高热寒战,体温可达39~40 ℃,出现全身肌肉和关节酸痛、乏力、食欲减退等全身症状,伴有咽喉痛、干咳,或鼻塞、流涕。实验室检查一般也无明显脏器损害的结果提示,白细胞总数一般不升高,有时还呈降低的倾向。风热感冒热毒至盛者的病因是温邪,这种温邪的显著特点是具有强烈的温热性质,致病以发热为典型的临床表现,即使在病变初期,就表现出了明显的热象。

王灿晖教授结合自己多年的临床体会,通过反复的临床观察和验证,创制了王氏"清解退热法"专治病毒感染性发热,取得了良好的疗效。药由鸭跖草20~30 g、忍冬藤20~30 g、板蓝根20 g、蒲公英20 g、蝉衣8 g、连翘10 g、柴胡10 g组成。本方以鸭跖草、板蓝根为君药,解热毒,退邪热;忍冬藤、半枝莲为臣药,助君药以清热解毒;连翘、柴胡、蝉衣为佐药。本方的作用主要在"清""透"两端。清者,清解热毒以退热,热毒得清病源即除,热势自退。方中板蓝根、蒲公英、鸭跖草、忍冬藤等,经现代药理实验证明均具有一定的杀灭或抑制病毒的作用。透者,透散邪热以驱邪外出,热势散漫之蒸蒸而热者,"透"则使其病势促邪外达;里热内郁,不易外解时,"透"能解散郁热之势,使内郁之热既可直折而去,又可透散外出,方中柴胡、蝉衣即具有透散泄热之功,而有着良好的解热之效。

王灿晖教授治疗外感热病处方用药后还重视服药方法,他认为临床对外感高热辨治不效,往往不是处方用药不对症,而是药轻病重或不当煎服致治疗无效。柴胡、生石膏,大剂量使用有确切的退热作用,配伍得当可用于各型外感发热。宣透外邪之剂均不宜久煎,头煎15分钟,二煎20分钟,尤其荆芥穗、薄荷、苏叶等透散外邪、宣散外热之品,久煎则有效成分外逸挥发,药效全无。患者首服中药煎剂应每日两剂,日三夜一,共4次分服,以保持药性在体内的必要浓度,充分发挥药力和药效,待体温降至38 ℃以下,可常规每日1剂,分日2~3次服用。

二诊时患者体温渐复,咽痛缓解,转为咽干咳嗽,王灿晖教授认为是外感热邪灼伤咽喉所致。正如《医学三字经》所说:"肺为脏腑之华盖,呼之则虚,吸之则满,只受得本脏之正气,受不得外来之客气,客气干之则呛而咳矣；亦只受得脏腑之清气，受不得脏腑之病气，病气干之，亦呛而咳矣。"方中桑叶疏风散邪，宣透风热；冬凌草清热利咽；玄参清热凉血、滋阴解毒；芦根清热生津；川贝母清热化痰、润肺止咳；麦冬润肺养阴；杏仁、桔梗、甘草轻宣肺气、祛痰止咳。

在患者病程后期，王灿晖教授认为外感热邪易灼伤阴液，且耗伤正气，可由实转虚；或在素体亏虚的基础上反复感邪，以致正气愈亏，而成本虚标实之证，故而出现乏力、自汗症状。王教授认为本病后期应重视固本培元，通过益气养阴以达到顾护肺卫之效。方中黄芪、太子参益气补肺；炒白术、茯苓健脾补肺；沙参、麦冬清养肺胃，花粉生津，炙甘草益气培中、甘缓和胃，合而成方，有益气养阴，固表止汗之功。

病案二

徐某，男，52岁。主诉：发热咽痛流涕小便淋漓不尽3天。

初诊（2023年2月4日）：患者3天前家中大扫除后出现，咽部灼痛，流清黄涕，咽干喜饮，头痛隐隐、大便秘结难解，小便淋漓不尽，体温高达38.0 ℃，故来就诊。刻下：神志清楚，精神尚可，低热，咽痛，流清黄涕，咽干。查血常规未见明显正常。甲型、乙型流感病毒初筛：阴性；自检新型冠状病毒抗原检测：阴性。视其舌红、苔薄黄，诊其脉滑数。辨属风热感冒，治以辛凉解表，宣肺清热。拟方：金银花20 g、连翘10 g、薄荷6 g、荆芥10 g、淡豆豉10 g、淡竹叶10 g、芦根10 g、蔓荆子10 g、胖大海10 g、生甘草6 g。3剂，水煎服200 mL，早晚各一次温服。服药次数每日不应少于3次，即早、中、晚各服1次，必要时夜间还需加服1次。

二诊（2023年2月7日）：患者服药后汗出热退，流涕亦有好转，仍咽干咽痛，新发声音嘶哑。视其舌偏红、苔薄黄，其脉滑，辨属风热犯表，治以疏风解热，利咽止咳。拟方：桑叶15 g、冬凌草20 g、桔梗6 g、芦根15 g、蝉蜕8 g、玄参10 g、牛蒡子10 g、麦冬10 g、生甘草6 g。

5剂,水煎服200 mL,早晚各一次温服。上药连服5天后诸症消失。

【按】 首诊时以金银花、连翘辛凉透表,兼以清热解毒;薄荷、荆芥、淡豆豉疏风解表,透热外出;竹叶、芦根甘凉轻清,清热生津止渴、利尿;胖大海清热利咽、润肠通便;蔓荆子清利头目;生甘草调和诸药,共奏辛凉解表,宣肺之效。二诊时王灿晖教授认为咽为胃之关,喉为肺之门,外感之邪入肺易伤喉,咽喉为邪毒好浸久留之地。《温病条辨》曰"温邪上受,首先犯肺",咽喉居上,首当其冲感受温邪;加上内因多为素体阴虚,又嗜食辛辣煎炒,痰热蕴结,上灼咽喉或日久耗伤肺肾之阴,导致虚火上炎,灼伤津液成痰,痰热循经上扰咽喉,清道失利所致,正如《医宗金鉴》中"论喉痹"所说:"由肾阴久亏,相火上炎,消烁肺金,清肃之令不行"。《诸病源候论·温病咽喉痛》也有论述:"热毒在于胸腑,三焦隔绝,邪客于足少阴之络,下部脉不通,热气上攻喉咽,故痛或生。"方中桑叶疏风散热;冬凌草清热利咽;玄参清热凉血、消肿止痛;芦根清热生津;麦冬润肺养阴;加用蝉蜕、牛蒡子清热利咽开音。

病案三

曹某,女,69岁。主诉:恶寒发热流涕3天。

初诊(2023年1月24日):患者3天前冒雨后出现恶寒发热,流清水涕,头痛欲裂,体温高达37.3 ℃,故就诊。刻下:神志清楚,精神萎靡,恶寒发热、流清水涕,不欲饮食。视其舌淡红,苔薄白,诊其脉浮紧。辨属风寒感冒,治以辛温解表,宣肺散寒。拟方:荆芥10 g、防风10 g、柴胡20 g、羌活20 g、川芎10 g、炙麻黄8 g、桂枝8 g、白芷10 g、生甘草6 g。3剂,水煎服200 mL,早晚各一次温服。

二诊(2023年1月27日):患者服药后恶寒发热、流涕好转,偶有咳嗽,干咳无痰。视其舌偏红,苔薄白,诊脉弦。辨属风寒犯表,治以:疏风散寒,宣肺止咳。拟方:麻黄10 g、杏仁15 g、苏梗10 g、白术20 g、防风20 g、荆芥10 g、蝉蜕10 g、百部10 g、生姜15 g、桔梗10 g、炙甘草10 g。5剂,水煎服200 mL,早晚各一次温服。上药连服5天后诸症消失。

【按】 对于感冒病证，王灿晖教授告诉后学者，任何季节，无论是严寒的冬天、冷暖交替的春天，还是炎热的夏天，人们起居不慎、换衣、吹风、纳凉、淋雨等，都能使体表温度一时变低，抵抗力一时下降，风寒之邪乘虚袭入而引起感冒，如头痛流涕等也有因个体差异以发热为主，病邪传变或脏腑或气分、营分、血分等感冒的发展期。这时辨证施治一定要把握住辛温或辛凉等治疗原则。《伤寒论》所谓"太阳之为病，脉浮，头项强痛而恶寒"，概括了风寒之邪所致外感病的特征表实证、表虚证。本方以荆芥、防风解表散寒；柴胡解表疏风；羌活散寒除湿，川芎活血散风止头痛；与白芷合用止痛，麻黄、桂枝疏散风寒，甘草化痰和中。外感初期正邪相争在肌表的病证，王灿晖教授善用麻黄、桂枝辛温解表药，以助解表、疏散、清里作用。二诊时用麻黄、杏仁、炙甘草之组方宣肺解表止咳，苏梗疏散风寒、宣肺止咳，白术健脾和胃，防风、荆芥配伍疏散风寒，蝉蜕解痉止咳，桔梗、百部一升一降，引诸药入肺经，恢复肺之宣发肃降功能，以止咳。

王灿晖教授强调温病病因的性质是温邪而并不是感受风热之邪，是根据热象偏重的临床特点而定温热病因的，如同确定风热感冒的病因一样，把具有热证偏重的证候群及病因列为风热上受而引起。这就否认了其原始病因"风寒之邪，何况温病"的病理机制，也是按卫气营血规律而传变，其卫分证也就是表证，表证其病因是风寒之邪，而其气分、营分、血分等热象证候如同感冒的发展期所表现的一样。所以热象偏重等症的产生是人体卫气被风寒等邪所遏，正邪相争，鼓邪外出等变化过程在临床上的表现，而不是风热之邪所引起的发病，风热之证亦是风温初期。

病案四

叶某，男，79 岁。主诉：恶寒乏力气短流涕 7 天。

初诊（2023 年 2 月 24 日）：患者 7 天前外出感寒后出现恶寒重，得衣仍不能解,鼻塞流清涕,倦怠乏力,气短,食欲不振。刻下:神志清楚,精神萎软,恶寒乏力。视其舌质淡、苔薄白,诊其脉浮无力。辨属气虚感冒,治以益气解表、温脾开胃。拟方:生晒参 10 g、茯苓 10 g、紫苏叶 12 g、葛根 10 g、干姜 10 g、炒白术 10 g、炙黄芪 15 g、鸡内金 10 g、陈皮 6 g、炙甘草 6 g。5 剂,水煎服 200 mL,早晚各一次温服。

二诊(2023 年 3 月 1 日):患者服药后恶寒流涕好转,仍乏力气短,动则汗出,食欲不振。视其舌质淡、苔薄白,其脉细辨属气虚感冒,治以益气固表、敛肺止寒。拟方:黄芪 40 g、白术 20 g、防风 20 g、陈皮 8 g、大枣 10 g、鸡内金 10 g、炒麦芽 10 g、苏梗 10 g、炙甘草 10 g、糯稻根 20 g。5 剂,水煎服 200 mL,早晚各一次温服。

【按】 王灿晖教授指出感冒的发生取决于正气与邪气两方面的因素:一则正气御邪,经年不易感冒;二则正气不足,体虚易感,一年多次感冒,即是正气较虚不能御邪之故;三则正邪交争,邪气力弱不足以胜正则不病,若邪气盛如感受时行病毒,邪能胜正则发生感冒。气虚感冒用方以人参、茯苓、甘草益气以祛邪;苏叶、葛根疏风解表;陈皮宣肺理气;干姜调和营卫。黄芪、白术、炙甘草益气固表,鸡内金健脾助运。

王教授强调在临床诊断时应分时论因、分清属性、分析病机的传变,从而掌握感冒的发展阶段及病情轻重,辨证治疗,判断预后。反复感冒,引起正气耗散,可由实转虚;或在素体亏虚的基础上反复感邪,以致正气愈亏,而成本虚标实之证。感冒未及时控制亦有转化为咳嗽、心悸、水肿等其他疾病者。此方中黄芪、白术、防风、炙甘草益气固表,陈皮、大枣、鸡内金、炒麦芽健脾开胃,糯稻根止汗,苏梗行气宽中。

(整理:张玲)

时行感冒

——流行性感冒

　　流行性感冒（简称流感）是一种由流感病毒引发的急性呼吸道疾病，在中医学中被称为时行感冒。在温病领域，这种疾病的潜伏期较短，传播迅速，患者数量众多，而且会出现严重的全身性中毒症状。它们分别散布在风温、春温、湿温、伏暑以及伤寒太阳病、少阳病、阳明病的各种类型中。据文献记载，自 1173 年至 1875 年间，全球发生了 299 次大小流行的流感，对人类造成了严重的威胁。在 20 世纪，全球性流感大流行已经发生了至少 4 次。据 WHO 的最新报告，全球每年有 5％～10％的人口感染流感，并可能导致超过 300 万至 500 万的严重流感病例，其中死亡人数可能高达 25 万至 50 万。中国一直以来都存在流感高发，仅 1953 年至 1976 年期间，我国就经历了 12 次严重的流感疫情。通过长期的研究、探索、改进以及对其有效性的理解，中医药在流感的预防与治疗上取得了显著的成果，为人类健康做出了巨大的贡献。

　　王灿晖教授通过临床诊疗，总结流感的症状分布主要包括寒性和热性两种。在寒性流感中，发病初期病人会出现发热轻、恶寒重、头痛、身痛、无汗和喘促等症状。随着时间的推移，病情会进一步恶化，表现为胸胁苦满、恶心、腹部膨胀以及拒绝进食等消化系统症状。流感的初期表现可能是发热、咳嗽、口干、咽喉疼痛，此时体温会急剧上升。治疗流感，若仅采用卫气营血、三焦辨治等方法，无法治疗伤寒证。如果仅依靠六经的辨证施治，那么对于风温、春温、湿温等温热病症的诊断和治疗将会更加复杂。王灿晖教授强调,在治疗流感时应当结合六经、卫气营血以及三焦辨证的原则,以及对病情变化的敏锐反应,以达到最佳的治疗效果。

在辨证论治方面,王灿晖教授认为首先要区分寒热,然后根据不同病情的不同阶段进行针对性治疗;另外,不能仅仅依靠六经、三焦或卫气营血来进行辨证。如当甲型 H1N1、H3N2 流感和乙型流感同时出现时,患者的临床表现会有显著的差异。王灿晖教授会根据疾病的轻重程度分为轻、重、危重三个阶段,并以冬病、春病、湿病、伤寒为分别,结合病情病症进行治疗。乙型流感的主要症状是风热袭肺,随后会出现乏力、口干渴等气阴两伤的症状,属于冬季温热病的一种。多数患者出现轻微的干咳,痰量很少。当病情恶化时,通常会出现呼吸困难、出血和昏迷等症状。这种疾病属于温病范畴中的一种,因风热病邪感染而引起急性外感热病,称为风温。如果在冬季发生,则被称为冬温。风温的发展过程中可以出现顺传和逆传两种情况。顺传指肺卫邪气不能解散,内部传播气分;如果肺卫邪热逆传到心包,可能会导致神志混乱和肢体冷厥的症状。甲型 H3N2 流感的早期症状通常包括发热、畏寒和打喷嚏,而且往往会在感染之前就感冒,患者的表现通常是冷漠的,在严重情况下可能会出现嗜睡、四肢发凉、脉搏变得微弱等症状。这种类型的流感类似于"伤寒",治疗时可遵循太阳病的原则。伤寒、温病以及流感都属于中医外感热病的范畴,它们之间存在着紧密的联系,彼此之间的关系是不可分割的。王灿晖教授建议在诊断温热性流感时,使用三焦辨证或卫气营血辨证的方法,采用伤寒和温病理论,结合病症特征,准确识别类型,如伤寒、风温、春温或湿温,并依据病情的严重程度,采取分期治疗的方式,以有效控制流感的发展。

在治则上,王灿晖教授强调透、清、泄、透,如辛凉轻、平、重剂都是透达邪热出表。不论邪在卫、气、营、血各个阶段,都须贯穿透邪外达的原则,重点在于输布气机,使热邪得以透发。清、泄也是强调给邪以出路,无论是从肌表还是从二便,都是出路,关键是恰到好处。流感发热初期不能只注意表证而忽视里证,应卫气双解、表里兼顾。同时应该避免过度依赖外部症状,而是要结合内部调理,这样既能有效地降低体温,也能有效预防疾病的发展。在临床上,应该避免使用过于寒冷的药物,因为这样会导致毒素无法被排出体外,甚至会对脾胃造成损害。可辛温、辛凉药物并用,有助于透邪。采取适当的措施,"轻可去实"可以有效地治疗急性热病,取得良好的疗效。湿热也可造成高热,分解湿热也是退热的重要治法之一,关键在辨证。对于虚人采用扶正祛邪并施,有助于提高疗效。

在治疗上,根据病情的不同,可采取相应的治疗方法。解表清里法(表邪里热证):小柴胡汤加减,柴葛解肌汤加减、流感1号等。清气凉营法(气营两燔证):在清气的同时加入凉营泄热之品,用于某些重症流感病例,如自拟清气解毒合剂等。清热化湿法(湿热证):清热解毒与芳香化湿并举,如柴胡达原饮、甘露消毒丹、三仁汤加减等。辛温辛凉法:如银翘散等,可以达到良好的疗效。扶正祛邪法(正气不足、阴阳气血亏虚证):针对年老体弱者,加入益气养阴之品,通过扶正达到祛邪的目的,如人参败毒散益气固表与散寒祛湿解表并施为主。"截断"疗法:取银翘散、小柴胡汤、白虎汤、麻杏石甘汤,使时疫之邪既可从三阳而解,又可截断邪热由卫气传入营血或逆传心肝。

病案一

叶某,男,37岁。主诉:发热1天。

初诊(2023年4月5日):患者就诊前一日,劳累后出汗受凉后开始出现发热,稍有恶寒,咳嗽明显,头痛,周身疼痛,自服银翘片及解热镇痛药物后未见好转,小憩后恶寒不显,高热,咳嗽咳痰,少量黄痰,质黏,心烦意乱,不能眠。遂前来就诊。刻下:患者仍有发热,汗出,心烦口渴,面红气急,胸闷胸痛,剧咳,咳黄痰,舌质红苔黄少津,脉滑数。体温39.5 ℃,血压120/80 mmHg,呼吸26次/分,脉搏104次/分。

胸部 CT：两肺呈散在斑片影。甲型流感病毒抗原筛查阳性。

视其舌质红苔黄少津，切其脉滑数，辨属邪热壅肺，予以清热宣肺。拟方：麻黄 10 g、杏仁 15 g、生石膏 25 g、生甘草 10 g、黄芩 15 g、桑白皮 15 g、瓜蒌 5 g。5 剂，水煎服 200 mL，服药次数每日不应少于 3 次，即早、中、晚各服 1 次，必要时夜间还需加服 1 次。

二诊（2023 年 4 月 11 日）：患者当日回家后，遵嘱服药，汗出得舒，热退，其余诸症已愈，偶有咳嗽，干咳为主，咽痒稍作，纳寐安，嘱注意起居饮食，保暖。

【按】 王灿晖教授认为按本病与流感的肺炎型临床表现基本相符，中医诊断为时行感冒（邪热壅肺型），西医诊断为甲型 H1N1 流感。由于初次感染风热病毒的程度较重，再加上劳累和疲劳，温邪趁机侵入，而自行服用的药物剂量过轻，病情持续时间较长，病变从表传入气分，病灶位于肺部，高热伤害声带，肺部受热灼伤，肺失宣降，出现热、渴、咳嗽。此为风温病的特点之一。本方中麻黄辛温，原为发汗解表之药，石膏辛寒，擅清阳明气分之热。两药相伍，则麻黄作用并不在发汗解表，而主要是在宣肺定喘；石膏配麻黄则不主在清阳明之热，而是在泄肺中邪热。但应注意麻黄与石膏的配比，如肺热稍重而无汗，麻黄：石膏为 1：3，如肺热较重有汗时，可以选择配比为 1：5，如肺热盛者则可以为 1：10。如若热伤肺络证见咯痰带血时，加白茅根、仙鹤草、栀子、侧柏叶以凉血止血。还应注意，病人因高热汗出伤津较重，补充足量的水分也很重要。

病案二

于某，女，56 岁。主诉：咽痒，发热 2 天。

初诊（2023 年 4 月 9 日）：患者外出归家后，当晚出现高热无汗，头痛明显，身酸痛明显，略微咳嗽，恶心欲吐，畏寒，自服退热药，体温降至 38 ℃后旋即复起，再次服用退热药后出汗，体温波动在 38～39 ℃，身热烦躁，咽痒，头痛不能眠，周身酸痛，大便未解。刻下：咽喉痒而不疼,体温 37.4 ℃,平时大便规律,今日未解,无便意,头痛,四肢酸痛,舌淡红,苔薄白,微腻,脉浮。

视其舌淡红,苔薄白微腻,切其脉浮。辨属外感伤寒,表里同病,予以宣肺发表、凉膈通腑、利咽退热。拟方:炙麻黄 6 g、杏仁 9 g、甘草 6 g、生石膏 15 g、蝉蜕 6 g、酒大黄 5 g、牛蒡子 6 g、桔梗 6 g、连翘 6 g、薄荷 6 g、黄芩 6 g、栀子 6 g、神曲 10 g、柴胡 10 g、荆芥穗 6 g、防风 6 g。5 剂,水煎服 200 mL,服药次数每日不应少于 3 次,即早、中、晚各服 1 次,必要时夜间还需加服 1 次。

5 日后回访,患者服药 3 剂后便已微出汗,热退,但仍觉头痛,食欲不佳。继服 2 剂中药后,饮食逐渐恢复正常,二便正常,寐安,头痛症状不显。现诸症已却,唯遗偶有干咳,嘱饮食调护,注意保暖。

【按】 王灿晖教授指出,这种疾病的根源是由于瘟疫流感的邪气既侵袭了皮肤,也侵袭了口鼻,故方药取三拗汤宣肺透邪;凉膈散去芒硝加生石膏合升降散以散风火而降浊,使充斥三焦之热,上焦散、中焦清、下焦泻,杂气流毒从上、中、下得以分消;更用牛蒡子、桔梗利咽喉;柴胡、荆芥、防风退热;神曲解表和中。全方采取表里双解、升降同施的方法,使六经流畅,经邪得以解除,三焦得以畅通,疫热得以消除,邪去正安,效果显著。

病案三

秦某,男,26 岁。主诉:发热 4 天。

初诊(2023 年 4 月 11 日):患者 4 天前由于过度饮食,当晚出现恶寒发热、头痛、身体疼痛、呕吐、腹泻、寒热交替,汗出而热不退,随后咳嗽和胸痛的症状较前加重。刻下:患者恶寒高热、头晕、左胸部疼痛、咳嗽、咯出带有少量铁锈色的痰、腹部膨胀、肛门灼热、里急后重,舌质变得红润、苔薄白,脉搏细弱。测体温 40.5 ℃,心率 110 次/分。甲型流感病毒抗原筛查阳性。

视其舌质红润,苔薄白,诊其脉细弱。辨属肺热移肠,予以清热宣肺、苦寒止利。拟方:金银花 30 g、连翘 15 g、桑叶 15 g、桔梗 15 g、瓜蒌 5 g、白茅根 20 g、山栀 15 g、葛根 20 g、黄芩 15 g、黄连 15 g、甘草 10 g。3 剂,水煎服 200 mL,早晚分服。

二诊(2023 年 4 月 14 日):患者当日归家后遵嘱服药三剂,肛门灼热、里急后重感均较前明显好转,现患者的体温仍然维持在 38 ℃ 左右,铁锈色痰已消除,但腹痛不减。视其舌红,两边为甚,苔微黄腻,切其脉细滑。辨属中焦湿热,治以疏肝理气,化湿和胃。拟方:金银花 30 g、连翘 15 g、桑叶 15 g、桔梗 15 g、瓜蒌 5 g、葛根 20 g、黄芩 15 g、黄连 15 g、白芍 25 g、木香 5 g、甘草 10 g。3 剂,水煎服 200 mL,早晚分服。

三诊(2023 年 4 月 17 日):患者诸症得缓,新发干咳、口舌干燥、伴有纳差。视其舌质干,苔少,切其细脉,此为余邪未净,肺胃阴伤,脾失运化。予以养阴和胃,拟方:南北沙参各 15 g、石斛 20 g、杷叶 15 g、桑叶 10 g、麦冬 20 g、砂仁 10 g、扁豆 15 g、炒麦芽 15 g、生甘草 10 g。3 剂,水煎服 200 mL,早晚分服。

3 日后回访,患者诸症已退,偶有干咳,嘱注意饮食调护。

【按】 王灿晖教授认为按本证与风温的肺热移肠型相吻合。此证的发生从生理上而言,肺与大肠相表里,胃与肠相连属,肺胃邪热不从外解,又不内结成实,则下迫大肠,而出现肠热下利热臭。肺热移肠的病理机制可以归结为多种原因,包括:湿热内蕴、大肠的传导功能受损、脾湿失衡、饮食不节、食滞内停、脾阳不振以及脾胃失衡等,这些因素均可能引起肺热移肠的发生。在流感的胃肠型病例中,追溯其发病,有消化道疾病病史者居多,也有因饮食不当或因寒冷刺激诱发的。王教授强调"温邪上受,首先犯肺",风热疫毒侵袭肺部是导致疾病的关键因素。肺主宣发肃降,主一身之气机,大肠为腑之下口,肺宣发肃降正常则大便通畅,大便畅通而肺宣发肃降有常;肺失宣发,则大便多滞留;肺气不足,则大便多滞留;肺气虚寒,则大便可滑脱;大便不畅,则肺失宣降而出现喘憋、咳嗽等症状。肺与大肠出入相配、升降相调、聚散相伍、清浊相用、闭证相因、脱证相连。肺主通调水道，主一身水液的代谢与输布，大肠主津，吸收津液而向上输达肺脏；肺失通调，津液输布失常，则可出现大便干而不畅，亦可出现大便溏稀而泄泻；大肠不能主津，导致水之上源匮乏而出现肺燥症。王灿晖教授指出，"肺与大肠相表里"的正常运行需要依赖于肺和大肠的正常分泌，而津液的缺乏则会导致肠道和肺部的疾病，其发展机制可以归结为肠燥津亏、腑气不畅，进而影响肺的正常运行。因此，流感邪热灼伤阴津，应注意补充阴液；另外，大便干结不畅又可以助肺经热盛，通泄大便有利于热邪的祛除。

（整理：徐文慧）

风温病

——社区获得性肺炎

社区获得性肺炎（community-acquired pneumonia，CAP）是指在医院外患者所患的感染性肺实质炎症，包括在明确潜伏期内的病原体感染而在入院后平均潜伏期内发病的肺炎。社区获得性肺炎的主要临床表现是：新近出现的咳嗽咳痰，发热，伴或不伴胸痛。针对 CAP 的临床症状表现，已经形成规范性的专家诊疗共识。对于社区获得性肺炎，目前可将其归为祖国医学中"风温肺热病""咳嗽""发热病"等范畴。其中，"风温肺热病"最为常见，是将"风温病"和"肺热病"二者合称。在风温肺热病诊疗规范及标准化指导意见中，指出该病的病位在肺，其病机主要为痰热瘀毒互阻，从而进一步导致肺的宣发功能失常而致病，传变与辨治规律多遵循卫气营血理论，以发热、咳嗽、咯痰为主症，临床主要分为邪在肺卫、痰热壅肺、热陷心包、阴竭阳脱、气阴两伤五个证型。

王灿晖教授对风温肺热病的诊治有独到的见解，他认为风温肺热病特殊之处在于其发病急、传变迅速、变化快，若卫分证得不到有效治疗，风热毒邪旋即传入气分，灼津炼液为痰；或素有痰湿者，痰湿热毒相搏结为痰热。痰热不及时清化，传入阳明胃经则肺胃热盛，逆传心包则扰动、蒙蔽心神。故临床风温肺热病单独卫分见证甚少或卫分见证甚短，多见卫气同病。治疗上把住气分，宣肺与泄热并举，及时清化痰热，截断病邪传变，使邪热在气分而解为关键。王灿晖教授自创宣肺合剂，该合剂由麻黄、杏仁、石膏、甘草等组成，诸药合而宣泄并举，化痰为要,清热解毒。

清代叶天士创立卫气营血辨证,以卫气营血为纲,用于外感温热病的辨证论治。随着外感温热病的发展,在不同的病理阶段会表现出不同的证候,包括卫分证、气分证、营分证和血分证。由这四种证候可以了解病变的深浅、病情的严重程度以及传播的规律。王灿晖教授认为,卫气营血辨证理论对于理解温热病的发展历程具有十分重要的作用,它可以帮助我们更好地把握疾病的发展趋势,从而更好地治疗和预防这类疾病。温病卫气营血辨证体系虽然最初是针对温热病而提出的,但随着时间的推移,它被广泛应用于多种疾病的辨治中,可以更好地把握病因和发展趋势,从而为临床治疗提供全新的视角。

温邪初袭卫表,邪正之间的斗争导致人体的卫外功能受损,从而产生了一类特殊的证候,这类证候属于温病初期的病变阶段,病情较轻。初期社区获得性肺炎的症状通常较轻,但与实证类风热袭肺证的症状相似,可能会出现发热、恶风、鼻塞、流涕、干咳或痰少难以咯出、口干、咽干甚至咽痛等症状。其病机是邪袭肌表,卫阳被遏,肌腠失于温煦,因而恶寒;邪气外束,正邪交争,卫阳失于宣发,郁而发热。肺为五藏上盖,候身之皮毛,若肌腠虚,则风热之气"先伤皮毛,乃入肺也"。由于社区获得性肺炎患者的免疫系统受到严重损害,机体正气受到严重的影响,从而导致肺卫之气亏损,增加了外界邪气的侵袭,引起疾病的恶化。

气分证指温邪在里,导致人体气分所属脏腑生理功能失常,属于外感病里证病变阶段和范畴,还包括半表半里证在内。如果患者没有及时接受治疗,疾病的恶化将更为严重。这种情况下,患者的临床表现与传统的肺炎患者有很多相似之处,包括但不限于:咳嗽、咳吐黄痰、发热、口渴、大便干结、舌质红、苔薄、脉搏细弱。其病机为邪入气分,热炽津伤;湿热交蒸,郁阻气机。

CAP 患者或因卫分证治疗不及时,或因温邪直犯气分,或因气分伏热外发,或因营分邪热转出气分,故疾病在此阶段病情较重、发展趋势较多。根据"到气方可清气，入营犹可透热转气"的原则，应采取清热解毒的措施，有效地排出肺部的热毒，改善呼吸道的通畅，消除痰液。《伤寒论》中的麻杏石甘汤可作为有效的名方。吴又可在《温疫论》中曰："凡疫邪留于气分，解以战汗；留于血分，解以发斑。"

当温邪侵入人体内部时，会引发营热亢盛、营阴耗损以及心神受到干扰，这种情况下，人体脏腑的实质性损伤会更加明显，病情也会变得更加严重。《素问·痹论》说："病久入深，营卫之行涩。"CAP 营分证的临床表现与危重变证类的热陷心包证症状极为相似，表现为咳嗽、喘息、气急、身热夜甚、心烦不寐、神志异常、舌红或绛、脉滑数等。由于机体的免疫系统出现了紊乱，使得肺部的炎性细胞、免疫反应细胞以及其他细胞因子之间的相互作用变得更加强烈，从而引起炎症的加剧、功能的失衡，极端情况下甚至会出现呼吸衰竭，患者表现为神志不清、言语不清。

由于 CAP 营分证的邪热炽盛，耗伤津液，或者由于失治或误治，邪热过盛，直接进入营，导致心包受到损害。叶天士《温热论》曰："大凡看法，卫之后方言气，营之后方言血……入营犹可透热转气"，故治疗以清营凉血为法，治宜清营透热，方用《温病条辨》中的清营汤加减，以达"入营犹可透热转气"之意。

血分证指温邪深入血分，引起血热亢盛、动血耗血的一类证候。当疾病进入血液阶段，患者会出现昏迷、抽搐、惊厥和虚弱的症状，病情往往非常严峻。肺是人体的重要器官，负责司呼吸，控制百脉的运行，当肺气亏虚时，就会导致心血的流动受阻，心阳衰弱，从而使得血液循环变得缓慢，无法正常流动。另一方面，温热之邪自里而发，直入血分，导致血热亢盛，动血耗血，故可有出血之象。其病机为血热亢盛，动血耗血，热瘀交结。随着 CAP 的发展，患者常常会出现高热、寒战、脸色发红、鼻翼翕动、口唇变紫等症状，在极端情况下，还可能会出现脓毒血症。故此阶段治疗以凉血活血为法，治宜清热凉血、化瘀开窍。

王老认为卫气营血辨证阐述了温病发展的不同阶段,显示出病邪的轻浅深重,指导温病的治疗。CAP 作为一种普遍存在的疾病,具有明显的病理变化,可以通过温病卫气营血辨证理论来分类,从而更好地识别出本病的病因、病机、治疗方法,从而更有效地治疗 CAP,改善患者的生活质量。根据 CAP 疾病的后期发展情况可以看出,其并发症可能会影响到许多脏器,因此血液检查指标可能不能作为这种疾病的最终诊断标准,应当加强对这种疾病的诊断与治疗的研究,以期达到规范的诊断。

病案一

张某,男,65 岁。主诉:咳嗽、咳痰 5 天。

初诊(2021 年 5 月 22 日):5 天前患者受凉开始出现了咳嗽、咳痰,黄色黏痰,不易咳出,无痰中带血,咳嗽时伴有右胸胁疼痛,无心慌、胸闷气短,全身乏力较为明显,发热,稍有恶寒,渴喜热饮,四肢肌肉酸痛,胃脘部胀满不适,纳食欠佳,夜眠差,小便正常,大便干结,无明显体重减轻。经查体:患者体温为 36.6 ℃,血压为 137/80 mmHg,心率为 92 次/分钟,呼吸次数为 20 次/分钟。胸廓对称,呼吸运动对称,胸壁静脉无曲张,胸骨无压痛,两肺叩诊呈清音,双肺呼吸音粗,右中肺可闻及少量湿啰音。心律齐,各瓣膜听诊区未闻及病理性杂音。辅助检查:血常规:白细胞计数 9.62×10^9/L,中性粒细胞百分比 75.1%,淋巴细胞百分比 18.6%,超敏 c 反应蛋白 58.34 mg/L;胸部 CT:右肺中叶肺炎。右侧少量胸腔积液。

视其舌质红、苔黄腻,脉滑数。辨属痰热壅肺,治以清热化痰、宣肺止咳。拟方:炙麻黄、黄芩、法半夏各 9 g,川贝母 4 g,瓜蒌 5 g,茯苓 15 g,生石膏 15 g,焦栀子、桑白皮、化橘红、苦杏仁、桔梗各 10 g,炙甘草 6 g。3 剂,每日一剂,水煎服 200 mL,早晚各一次温服。

二诊(2021 年 5 月 25 日):服用该方 3 天后,患者咳嗽咳痰症状减轻,少许黄白痰,质黏,尚易咳吐,恶寒发热症状未见,无周身酸痛,无头痛,食欲较前改善,寐尚安,二便正常。

视其舌质淡红,苔黄略腻,脉滑。患者热象渐退,继续治以清热化痰,顾护脾胃。拟方:炙麻黄9 g、黄芩9 g、法半夏9 g、浙贝母4 g、茯苓15 g、生石膏10 g、焦栀子10 g、桑白皮10 g、化橘红10 g、苦杏仁10 g、桔梗10 g、炙甘草6 g。3剂,每日一剂,水煎服200 mL,早晚各一次温服。嘱患者继服诊3剂。

三诊(2021年5月28日):患者无咳嗽、咳痰等症状,纳食正常,夜间睡眠良好,二便正常。舌质淡红,苔微黄,脉滑。查体:血压尚好,为70/123 mmHg,双肺呼吸音稍粗,双肺未闻及干、湿啰音。复查胸部CT示:较前片对比,右肺炎症较前大部分吸收。

【按】 社区获得性肺炎的病理机制主要源自"痰(湿)"和"热"。肺为娇脏,在接触到外界的六种邪气时,会导致肺的宣降和通调水道的功能失常,从而使津液凝固成痰,并进一步加重痰热的状态。此外,过度摄入肥甘厚味的食物,也会导致脾胃的功能受损,从而使痰湿内生,形成痰热交织,最终影响到肺部的正常功能,表现为发热、咳嗽、咯痰,痰质黏稠、颜色黄,舌质红、舌苔黄腻。本例患者为老年男性,脏腑功能减退,肺气虚,加上肺为娇脏,不耐寒热,易受外邪侵袭,此次外感风寒,从口鼻或皮毛而入,侵袭肺系,肺气失宣,肺气上逆,则咳嗽;病程日久,外邪入里化热,肺热内郁,炼液为痰,则见咳黄色黏痰;肺主气无力,故见气短;肺虚及脾,子盗母气,则胃脘部胀满不适、纳食欠佳。当外界邪气侵入,肺部功能失常,表里不和,就会出现头晕、头痛的症状。结合舌红,苔黄腻,脉滑,故辨为痰热壅肺型,以清热化痰、宣肺止咳为治则。方中炙麻黄、苦杏仁、黄芩、生石膏、桑白皮、贝母、化橘红、半夏、瓜蒌、桔梗、茯苓、甘草等,具有宣肺化痰、清热泻火、润肤、解郁、活血、通络、补虚、调和的功效,可有效缓解咳喘症状,改善患者的健康状况。二诊时,患者的症状已有缓解,三诊时症状基本消失。

病案二

李某,男性,20 岁。主诉:"咳嗽间作 10 天"。

初诊(2021 年 9 月 11 日):患者 10 天前开始出现咳嗽咳痰,白天轻微,夜间加重,痰液稀薄,尚能咯吐,无恶寒,稍觉烦躁,口渴,无头痛腹泻等症状,纳食不佳,二便正常。曾服用"青霉素"类药物和止咳糖浆,服药后,咳嗽咳痰仍作,未见明显好转,遂前来就诊。查胸片示:左肺少许炎症。

视其舌质淡红、苔薄白,脉浮细,辨为外感风热导致肺失清肃,治以宣肺化痰、清热解毒。拟方:前胡 10 g、浙贝母 10 g、百部 10 g、紫苑 8 g、桑白皮 8 g、全瓜蒌 8 g、玄参 8 g、知母 8 g、炒白术 15 g、白茯苓 15 g、荆芥 6 g、杏仁 6 g、橘红 6 g、橘络 6 g、桔梗 6 g。3 剂,每日一剂,水煎服 200 mL,早晚各一次温服。

二诊(2021 年 9 月 14 日):经过服用 3 剂药物,患者咳嗽症状较前减轻,咳吐少量黄痰,时有烦闷,伴有咽痒,咽干,无头痛,无腹痛腹泻,食欲较前稍改善,舌淡红,苔黄白,脉细数。患者病程日久,热象渐显,辨属痰热郁肺,治以清热化痰,疏肝解郁。拟方:百部 10 g、紫苑 10 g、桑白皮 10 g、玄参 10 g、知母 10 g、淡竹叶 10 g、川贝母 4 g、炒白术 15 g、白茯苓 15 g、醋柴胡 15 g、香附 8 g、橘红 8 g、橘络 8 g、桔梗 8 g。3 剂,每日一剂,水煎服 200 mL,早晚各一次温服。3 剂后患者诸症渐愈。

【按】 外界的风热邪毒导致肺部的热毒壅塞,从而使痰热瘀阻,肺气也受到了影响,这就是本病的主要病机。因此,治疗的关键在于清除痰热、宣通肺气,恢复肺部的宣肃功能,以免肺气失宣。由于津液输布失常,积饮停留,最终形成痰,而痰的形成又会进一步加重气机的阻塞,从而影响人体的健康状况。这一系列的改变显示肺炎和哮喘的发生与肺部的功能紊乱是紧密相连的,因此,在治疗中应该注意调整呼吸系统,促进肺的功能恢复,并且要注意标本兼治的原则。

病案三

齐某,女性,69 岁。主诉:"发热咳嗽 20 余天"。

初诊(2021 年 11 月 2 日):患者 20 余天前外感后发热,最高体温 39.3 ℃,咳嗽咳痰明显,咯黄白色痰,予多种抗生素静脉滴注治疗后热退而咳嗽症状未见减轻,遂来就诊。复查胸部 CT 片提示炎症较前稍有吸收。刻下:咳嗽,咯白色痰、质黏,胃纳尚可,二便正常。

视其舌质暗红有瘀斑、苔薄黄,脉细弦。辨属风温肺热,痰瘀互结。治以清肺化痰,健脾利湿,益气活血。拟方:黄芩 10 g,陈皮 10 g,法半夏 9 g,太子参 12 g,茯苓 15 g,薏苡仁 15 g,浙贝母 15 g,川芎 15 g,连翘 15 g,鸡内金 10 g,金荞麦 30 g。3 剂,水煎服 200 mL,分两次服。

二诊(2021 年 11 月 5 日):患者诉服药后咳嗽好转,仍咳嗽咳痰,中等量白痰,胃纳尚可,二便正常。舌质暗红有瘀斑、苔薄黄,脉细。考虑患者目前证属余邪未清,湿热瘀阻。治以清利湿热,益气活血,清肺化痰。拟方:黄芩 10 g、陈皮 10 g、法半夏 9 g、太子参 12 g、薏苡仁 15 g、浙贝母 15 g、川芎 15 g、连翘 15 g、鸡内金 10 g、金荞麦 30 g、苍术 15 g、白术 15g。5 剂,水煎服 200 mL,分两次服。

三诊(2021 年 11 月 10 日):患者咳嗽、咯痰症状基本消失,诉稍有咽干,口干,时有烦闷,无其他不适。视其舌边红,少苔,边有齿痕,属疾病后期,气阴两虚,治以益气养阴。前方加麦冬、南沙参、白芍各 15 g,继续服药 3 剂。

【按】 此则案例中医辨证为湿热郁肺,早期以实证为主,风热、风寒侵袭肺卫,肺失宣降,气机郁而不发,日久邪热熏蒸肺叶,炼液成痰,痰阻气道,表现为咳嗽、咯痰等症状。肺为贮痰之器,脾为生痰之源,痰热蕴肺,脾失健运,湿阻中焦,胃失和降,则纳食不香,甚则恶心呕吐,故治以清肺化痰、健脾利湿,佐以益气。病情恢复期邪耗气阴,则为气阴两虚、痰瘀互结,治以益气养阴、健脾和胃、化瘀通络。

风温肺热病发病以外感风热邪气为主,病机以痰热甚或痰热瘀毒于肺为核心,结合其临床证治,不难看出风温肺热病属于新感风温之范畴。辨证以风热犯肺、痰热壅肺、肺胃热盛、卫气同病、热闭心包、阴竭阳脱、气阴两虚为主,治疗以宣肺透表、清化痰热、清解肺胃、解表清里、清心开窍、扶正固脱、补气养阴为主。

CAP 可归为中医学"风温肺热病"之范畴,其发病同风温肺热病,一为外邪侵袭,一为正气不足,但不同之处在于其所感外邪分寒、热两类,风热邪气经口鼻侵袭肺脏,或感风寒邪气继而入里化热,里热炽盛,灼津炼液为痰,病机核心为痰、湿、热壅阻于肺,病机演变遵循卫气营血传变规律。辨证以风热犯肺、外寒内热、痰热壅肺、痰湿阻肺、肺脾气虚、气阴两虚、热陷心包、邪陷正脱为主,治疗以疏风清热化痰、解表清里化痰、清热解毒化痰、燥湿降逆化痰、补肺健脾、益气养阴化痰、清心豁痰开窍、扶正固脱为主。不难看出,化痰贯穿 CAP 治疗的始终。

（整理：曹振东）

风温病

——重症肺炎

　　重症肺炎是一种全身性炎性反应综合征,细菌和毒素侵入人体,使机体受到严重的感染。各种炎性细胞释放大量炎性介质,引起内皮细胞的损害,释放溶酶体、氧自由基等,使患者最终发生多脏器功能衰竭。因此,对于临床治疗重症肺炎来说,有效控制重症肺炎患者的全身炎症反应是至关重要的。目前西医在临床上针对重症肺炎病人主要采取抗菌、消炎、氧疗、营养补充、呼吸辅助等手段,但由于重症肺炎病人的个体差异,疗效变得不稳定。我国近年来临床上对重症肺炎的治疗上,经过不断探索和完善,多采用中药辅助西药的形式,在人类健康方面迈出了新的步伐。

　　王灿晖教授认为重症肺炎根据临床证候应归纳在温病范畴之"风温肺热病"之中,该病病因虽繁,但概括起来不外内、外二因。内因包括先天体质虚弱,禀赋不足,后天失养,正气虚损;外因包括感受毒邪,正虚无力,抗邪无力,故而邪气入体,引起脏腑功能失调,阴阳气血失衡,终因先天禀赋不足、后天身体失养,致使正气亏虚,从而出现阴阳决裂的结果。当反复外感邪毒,久病正气虚弱者,体内可存在邪毒的定植,当机体抵抗力下降而发病时,定植状态就能与人体长期共存,所以其发病一个重要因素就是内伤的基础。根据症状和证型特征,可分为热证、瘀证、虚证三种,以本虚标实为主,其中虚证以正气不足、气阴两虚为主,病机之本为阴竭阳脱;标实以毒邪内蕴为主,有痰、火、热、湿等,多见相互结合的毒邪,为致病之本;同时,络脉闭塞,气血失运,脏腑、四肢、百脉失养,是一个重要的病位,因此而引起络脉闭塞,气血失运。此证的形成可由虚、瘀、热三者交互作用而成:阴液不足则血行滞涩而成瘀,瘀积久则化生内热,阴液不足则为虚,瘀阻则为实,此乃虚实相生,虚实相杂也;或邪热内侵,伤阴炼血,血液黏稠,血行迟滞以成瘀血,瘀热相搏日久更致津血不足,此乃因实而虚,虚实相杂。无论哪种,最终都形成"血热""血瘀""阴伤"三者并存的虚实夹杂之态。

王灿晖教授对重症肺炎发病原因进行了阐述,他认为:外界的致病之邪每经人的口、鼻而进入人体,正邪相争,邪正交搏,以致发病。另外,王灿晖教授指出,因肺脏位于上焦,主呼吸,主一身之气,气通百脉,病邪经口鼻而入后第一时间犯肺。根据这一原理,综合分析重症肺炎的发病特点,王灿晖教授认为:本病发病最易发生在肺部,病程中病情发展到心、肝、脑、肾等。温病初起,以热邪为主要病因,邪热炽盛,充斥气卫为主要病机,多病急、发展迅速,以实热证为主。王灿晖教授以温病思想指导治疗,提出实热伤阴理论,疾病初期即存在机体阴虚等情况,重视方药的特殊性,解决"邪毒"这一主要矛盾的同时固护阴液,会取得良效。随着病情的进展,热毒炼津为痰,痰热互结,阻遏气机,气滞瘀滞,血瘀痰阻,常见于病中期的上焦痰热蕴肺、痰瘀互结,中焦气滞痰阻、脾胃升降失调,下焦热结、水道瘀滞等。五脏六腑的功能发生紊乱,从而引起"三焦决绝"。在养阴的同时需兼顾化瘀治疗。

在辨证论治方面王灿晖教授认为要辨卫气营血。以卫分之病为先,以肺为病灶中心,以上焦肺卫初邪为先。若主要表现为肺卫表热证,则治为辛凉透表者。病在气分,风温病传播迅速,其中以邪热结肺、阳明热、热结肠腑、胃热阴伤等为主要证候类型的人,多属病程中期,以阴伤为主。病在营血分,则出现逆传,有热陷心包、热陷心包兼阳明腑实、心阳虚衰等主要证候类型。后期风温病多见余热未净而伤及肺胃阴津者。王灿晖教授认为,风温病大多预后顺利,只要及时正确治疗,一般预后尚且良好。若有误治失治、内陷邪热、逆行心包者,乃大病也。随着疾病的发生发展，各种炎性介质失控性释放，使机体血管内皮细胞受到损害，导致机体内纤溶系统和抗凝系统功能失调，大量纤维蛋白沉积，血液处于高凝状态，使微血管内形成微血栓，引起组织灌注不足，使组织损伤进一步加重，各系统器官功能不全或功能衰竭，从而导致各种炎症的发生。由于各种炎症的发生，使大量纤维蛋白质沉积在身体里，血液出现高凝的现象。疾病后期，随着热邪进入体内，伤致营血分，热盛伤阴，阴液不足，气血两虚，患者可出现呼吸浅促，身热而烦躁不安，两颧潮红，汗出但口不欲饮，舌红苔少，脉细数无力等危急濒死之象。《内经》所谓"内存正气，邪不能干"，正气内虚是本病的根本原因，扶正成为重要的治病方法之一。对于阴液的扶正护理，王灿晖教授在临床治疗中时时强调最为重要，他认为阴液具有抵御外邪入侵的功能，保护津液，也就是对人体正气的保护和对疾病的抵御能力的增强。

王灿晖教授认为根据四时主气论和"辨证求因"理论，结合重症肺炎的临床表现，治疗重点在于"火、热"两邪，火、热皆为阳邪，易伤津耗气，易生风动血，火为热的极点，火邪入营血，扰乱心神，可有心烦失眠或心神不宁、神志不清等情况。当热邪侵扰时，易灼伤肝经，劫耗津血，致使经脉失养而肝风内动，若热极生风，出现高热、昏沉、四肢抽搐、目视两目、反张角弓等症；热邪迫血妄行，或灼伤脉络，出现吐血、便血、尿血、皮肤发斑、崩漏等。叶天士在《温热论》中指出：卫后言气，营后方言血，在卫汗之可也，至气方能清气，营中尚能透热转气，入血恐耗血动血，直须凉血散血。王灿晖教授则认为在重症肺炎疾病发展过程中，当患者出现气阴亏耗、阴液欲绝之时，为疾病转归的重要阶段，及时予以扶正固本、补气养血、濡润阴津，可及时截断阴阳耗竭过程，以达到气血阴阳调和，维持免疫平衡，调理改善预后的功能。"热邪深入，或在少阴，或在厥阴，均宜复脉"，吴瑭在《温病条辨》中认为热邪侵扰下焦，久之，耗阴少，厥阴之液，皆当清热养阴。故王灿晖教授在临证过程中提出以"王氏清宫汤"为代表的"滋阴凉血活血法"治疗

"气阴两虚证"，临床用之取得较好疗效。

王灿晖教授在临床诊治过程中提出"滋而不腻，滋而能通"的治疗原则，常采用生脉养阴之功，益气固脱；补阳益阴，阴阳双补的治疗方法，以行益气、生脉、活血及摄血作用，促进患者血液正常运行，改善其临床症状及循环功能。

王灿晖教授指出，在临床上正确运用祛邪养阴法，应以辨证为前提，注意病灶、邪正消长、病机传变趋势等，尤其要辨识邪热的盛衰、津液的耗损程度，以辨证为准，做到祛邪不伤阴、养阴不恋邪。苦寒伤阴之品不可滥用、滋腻阴柔之品不可滥用、养阴不受阴之品不可滥用。一般情况下，初、中期温病，邪在卫、气分，以邪热或津伤诸症为主，治疗邪热、津伤，更要立足于除邪，以除邪为主，兼护阴；若中期邪热盛，阴液再损，则应兼祛邪养阴；到了后期邪气退去，阴伤正虚，自然养阴扶正便成了主要的治法，如果还有邪气，则可以兼治透邪。

此外，王灿晖教授指出重症肺炎可加予肺康复，以提高患者生存质量、改善预后，主要采用中医非药物疗法，如针灸、刮痧、气功、食疗、中医情志、起居调养等康复手段。对于重症肺炎恢复期患者出现胸痛、咳嗽、气喘、咯痰、心悸、失眠等心肺症状，或出现纳少、呕吐、腹胀等脾胃症状者，可采用中医推拿、针灸等方法减轻症状。除多脏器、多系统损伤外，重症肺炎的恢复期表现以心肺功能损伤为核心，因此可采用现代康复中的心肺功能康复训练方案，以期患者的心肺功能和生活质量得到尽快有效提高，包括：有氧锻炼、力量训练、呼吸训练、心理支持等。

病案一

张某某，男，66 岁。主诉：发热伴呼吸困难 2 天。

初诊（2023 年 5 月 22 日）：2023 年 5 月 19 日患者爬楼梯活动后出现咳嗽、咳痰、气喘加重，休息后未明显缓解，家属未予及时重视，5 月 21 日夜间气喘加重，无法平卧，于 5 月 22 日上午出现表情淡漠，反应迟钝,二便失禁,由家人携至我院就诊。患者既往"慢性阻塞性肺疾病"病史,不规律用药,查血细胞分析示:白细胞:$21.34×10^9$/L;血小板:$121.00×10^9$/L;中性粒细胞比:90.90%;C-反应蛋白:171.85 mg/L;SO_2 65%;动脉血气分析:pH 7.25,PO_2 20 mmHg,PCO_2 54 mmHg,HCO_3^- 23.7 mmol/L,BE 4.3 mmol/L,Lac 6.9 mmol/L。胸部 CT 提示:左肺下叶感染。收治入院后,气管插管呼吸机辅助通气、抗感染、化痰、平喘,并辅以维持水电解质平衡等综合治疗。住院后检查,体温:39.0 ℃,血常规:白细胞 $24.62×10^9$/L,中性粒细胞比率 94.40%,C-反应蛋白 232.71 mg/L,肝功能指标及凝血指标未见明显异常。

患者舌红,苔黄腻,痰热之象明显,证属痰热壅肺,予以清热化痰,宣肺止咳。拟方:麻黄 6 g,杏仁 10 g,石膏 15 g,川贝母 9 g,黄芩 10 g,栀子 10 g,法半夏 10 g,蜜桑白皮 10 g,甘草 6 g。5 剂,每日 1 剂,1 剂分两次服用。因患者当时气管插管,无法自主进食,予留置胃管,分别予早晚鼻饲。

二诊(2022 年 5 月 27 日):患者已拔除气管插管,予鼻导管吸氧,氧合较前明显改善,痰量较前减少,痰色黄,体温:37.0 ℃,血常规:白细胞 $11.33×10^9$/L,中性粒细胞比率 76.90%,C-反应蛋白 34.17 mg/L,肝功能指标及凝血指标未见明显异常。继续服用上方,5 剂,服法同前。

三诊(2022 年 6 月 1 日):患者体温 36.5 ℃,血常规检查:白细胞 $9.62×10^9$/L,中性粒细胞比率 74.40%,C-反应蛋白 10.71 mg/L,肝肾功能指标及凝血指标未见明显异常。患者舌红,苔少,脉细数,阴虚为主,予祛邪养阴。调整方药如下:生地黄 10 g,炙鳖甲 10 g,女贞子 10 g,旱莲草 10 g,当归 10 g,赤芍 10 g,川芎 10 g,丹参 10 g,丹皮 10 g,怀牛膝 10 g,鸡血藤 10 g。10 剂,服法同前。6 月 10 日复查胸部 CT 提示左肺下叶感染吸收明显,患者体温正常,咳嗽咳痰症状改善,痰色白量少,胸闷气喘等症状改善,病情好转,予以出院。

【按】 王灿晖教授认为患者此次发病与重症肺炎的临床表现极为符合,中医诊断为风温病(痰热壅肺证)。患者初起发病时,邪在卫气分,邪热盛,津伤不盛者,应立足于祛邪,以祛邪为主。入院时其舌质红,苔黄腻,高热,邪气暂未入内,痰热之象明显,故治以清热化痰,宣肺止咳。方剂中以麻黄、生石膏为君药,麻黄用量比石膏小,麻黄宣肺止咳平喘,石膏清肺邪热,麻黄的辛温与石膏的辛寒相配,既不温燥,又不凉滞;法半夏、桑白皮、黄芩合而为臣药,法半夏辛温燥,与苦寒之黄芩、桑白皮等配伍,可避其助热之弊,取其降逆祛痰之功;三者合剂,以助君药,泄肺热,化痰结;佐以苦杏仁,生栀子,川贝母等,能降气化痰,清热解毒;甘草为使,药性调和。诸药合用,共奏清热解毒、宣肺止咳、清肺化痰之功,改善咳喘痰症。纵观全方,治标兼治,药少力专,综合施治。王灿晖教授强调,导致温病发生的主导因素就是病邪,且病邪决定疾病的发展进程,所以祛邪是温病治疗的首要任务。疾病后期,患者舌质红,苔少,脉细数,邪退阴伤正虚之时,养阴扶正便自然成为主要治法,以生地、炙鳖甲、女贞子、旱莲草补气养阴,扶助正气;当归、赤芍、川芎、丹参、丹皮、怀牛膝、鸡血藤等活血凉血。诸药合用,使阴液补、正气充、血脉和、瘀血散。

病案二

初诊(2022年2月21日):李某某,男性,82岁。主诉:气促伴发热1月余,痰多1天。

患者10年前脑出血后长期卧床为主。2022年1月19日患者再次出现气促,至南京市某三甲医院住院,查"血气分析:pH 7.44,PO_2 83.50 mmHg,PCO_2 51.40 mmHg,Lac 2.06 mmol/l。痰培养提示耐药的金黄色葡萄球菌、碳青霉烯类耐药的鲍曼不动杆菌。头胸腹CT:脑干、双侧脑室旁及两侧基底节区梗死灶,脑积水;右前纵隔巨大占位;两肺慢性炎症。气管镜见右下叶基底段脓性分泌物。"先后予哌拉西林他唑巴坦、阿米卡星、利奈唑胺抗感染,症状好转出院。2月20日患者再次出现发热,喉中痰多,遂至我院急诊就诊,查胸部CT提示两肺散在炎症,为胸膜外侧带为主,可见间质性改变,前纵隔占位。考虑病毒及细菌合并感染可能,为求进一步系统诊治,于2022年2月21日收住我科呼吸重症监护室。入院后于气管插管呼吸机辅助通气,抗感染,化痰,平喘,辅以维持水电解质平衡等综合治疗。入院体温:39.3℃,血常规:白细胞4.34×10⁹/L,中性粒细胞比率75.40%,C-反应蛋白13.17 mg/L,肝肾功能指标及凝血指标未见明显异常。患者舌暗红,苔薄黄,脉洪数。中医辨证属邪毒闭肺,予以清肺解毒。拟方为清气解毒合剂加减:金银花15 g,连翘15 g,鸭趾草30 g,忍冬藤30 g,半枝莲15 g,板蓝根15 g,柴胡10 g,蝉蜕6 g,防风12 g,法半夏10 g。5剂,每日1剂,分早晚2次口服。因患者当时气管插管,无法自主进食,予留置胃管,分别予早晚鼻饲。

二诊(2022年2月26日):患者体温正常,痰量较前减少,无胸闷气喘,舌淡红,苔黄腻,脉滑。2022年2月26日胸部CT:考虑双肺感染吸收期改变。血常规:白细胞4.41×10⁹/L,中性粒细胞比率73.4%,C-反应蛋白10.2 mg/L,肝肾功能及凝血功能正常。上方加生地黄10 g、南沙参15 g、太子参15 g、当归10 g,祛邪同时兼以养阴活血。5剂,每日1剂,分早晚2次口服。

三诊(2022年3月2日):患者体温正常,咳嗽咳痰好转,气管插管已拔除,鼻导管吸氧,氧合情况改善,3月4日复查胸部CT肺部感染较前明显吸收,未见新发病灶。患者舌暗红,苔少,脉细数,患者久病气血亏虚,热邪伤阴,拟方予以王氏清宫汤,方药调整如下:生地黄10 g、炙鳖甲10 g、女贞子10 g、旱莲草10 g、当归10 g、赤芍10 g、川芎10 g、丹参10 g、丹皮10 g、怀牛膝10 g、鸡血藤10 g。10剂,服法同前。

2022年3月10日,患者咳嗽偶作,咳痰减少,痰色转白转稀,病情好转,诸症改善,至康复医院继续康养治疗。

【按】 患者入院时舌质暗红,苔薄而黄微腻,脉弦滑。初起疾病,邪毒入侵,首先犯肺,肺经热盛,正气起而抗邪,正邪交争剧烈,故见高热;肺失肃降,津液不固,水道不畅,聚水而生痰;患者虽为老年,但既往体质尚可,故而疾病初起之时,正气尚存,辨证属邪毒闭肺,方选清气解毒合剂加减,以清热透邪,截断转流。随着疾病的进展,到了疾病的中期,邪热更盛,阴液亦损,正气渐虚,应祛邪与养阴扶正并重,所以在前方的基础上,再加上生地黄养阴益气,太子参、南沙参补阴益气,以扶正为宜,补阴养阴。王灿晖教授强调扶正以顾护阴液为最要,特别是对于温病发展病程中热邪伤阴者更为重要。王灿晖教授指出,津液在人体内起着润泽滋养的作用,是构成和维持人体的基本物质,它和阳气一样,都是具有抵御外邪入侵作用的、人体正气的组成部分。保护津液,也就是对人体正气的保护和对疾病的抵御能力的增强。在整个温病的病理过程中,都要注意保护津液,"津液留一分,则生机留一分"。当然,护阴保津的侧重点在不同的阶段是不一样的。外感温病前期,邪气在卫分,伤津尚轻,主要是祛除邪气,但也要适当补生津液,以调养津液;中期邪气入气营血,津伤重,脏腑功能损伤,药物选用以苦寒清热兼甘寒生津为主,以养阴清热为宜;后期久病温邪,耗真阴,少邪多虚,脏腑主要为器质性损伤,故增阴补益,宜重用咸寒滋阴之品。如果中期治疗不当,可发生闭门留寇、正邪不清等情况,邪毒内藏心包,正气脱于外,心肺化源欲绝,导致心肺功能衰竭,重则阴阳离决。疾病后期,正气更虚,阴液受损益甚,则养阴以扶正便自然成为主要治法,王灿晖教授自拟"王氏清宫汤"一方,使阴液补、正气充、血脉和、瘀血散,对本病案施以清热透邪解毒、养阴益气扶正之法治疗,观察其退热时间,咳嗽、咳痰等临床症状均得到改善,且患者治疗过程中动态复查胸部CT,病灶吸收良好,临床疗效满意。

病案三

贾某某,男,60岁。主诉:咳嗽咳痰伴发热1周。

初诊(2022年3月22日):患者既往慢性肾脏病5期,尿毒症病史,1周前出现咳嗽,咳痰,痰色黄量多,伴发热,体温峰值39.3 ℃,呼吸困难,伴恶心呕吐,由"120"送至我院就诊。刚就诊时患者体温:38.9 ℃,血压:80/40 mmHg,呼吸频率:30次/分,指脉氧:80%。收住我科呼吸重症病房,入院后查"白细胞:23.34×10⁹/L;血小板:118.00×10⁹/L;中性粒细胞比:92.50％;C-反应蛋白:271.85 mg/L;肌酐:506 μmol/L,尿素氮:32.2 mmol/L。"胸部 CT 提示两肺大面积感染灶。患者神清,精神萎靡,咳嗽咳痰间作,痰黄量多,端坐呼吸,鼻饲流质饮食,尿少,大便干结不畅。2022 年 3 月 22 日收住入院。入院后予抗感染、升压、保肾、化痰、平喘、血液透析及维持水电解质平衡等综合治疗。

患者舌红,苔黄腻,脉弦滑,证属风温病(痰热壅肺证),临床表现符合重症肺炎的诊断。遂拟处方宣肺合剂:麻黄 6 g,杏仁 10 g,石膏 15 g,川贝母 9 g,黄芩 10 g,栀子 10 g,法半夏 10 g,蜜桑白皮 10 g,甘草 6 g。3 剂,每日 1 剂,1 剂分两次服用,患者留置胃管,分别予早晚鼻饲。

二诊(2022 年 3 月 25 日):患者痰色黄质转稀,体温峰值下降,大便干结难解,舌暗红,苔燥黄腻,患者热邪亢盛,在前方基础上加以黄连 5 g,金银花 10 g,丹参 10 g,川芎 10 g,大黄 10 g,苍术 10 g,猪苓 15 g。7 剂,加强燥湿清热之效,每日 1 剂,1 剂分两次服用,分别予早晚鼻饲。

三诊(2022 年 3 月 31 日):患者痰色转白,量少,咳痰无力,气喘症状好转,体温正常,舌暗红,苔少薄黄,脉弦细,燥热伤阴,气血亏虚,治以予祛邪养阴,凉血活血。予以自拟方"王氏清宫汤"加减,方药调整方药如下:生地黄 10 g、炙鳖甲 10 g、女贞子 10 g、旱莲草 10 g、当归 10 g、赤芍 10 g、川芎 10 g、丹参 10 g、丹皮 10 g、怀牛膝 10 g、鸡血藤 10 g、五味子 10 g、天花粉 15 g。10 剂,每剂分两次服用,分别予早晚鼻饲。复查白细胞:10.24×10⁹/L;血小板:119.00×10⁹/L;中性粒细胞比:79.50％;C-反应蛋白:61.85 mg/L;临床指标较前有明显改善。

【按】 王灿晖教授强调,温病治疗应以三焦辨证、卫气营血辨证为主要治疗重点。其治疗大法如叶天士所言:"在卫汗之可也,至气方能清气,入营尤能透热转气,入血恐耗血动血,直须凉血散血",及吴鞠通所言:"治上焦如羽,治中焦如衡,治下焦如权"。虽然温病强调以祛邪为主,但也要顾及病人的体质,是否兼有宿邪,是否兼有其他脏病,都要考虑。患者以感受温病邪毒、温邪入侵人体,引起心、肝、肾重要脏器功能紊乱为主要表现,是气机紊乱、脏腑受损。在不同的脏腑中以不同的形式表现出来,如表现为肺气郁闭塞不宣,肺失宣降,故咳痰不止;表现在胃脘部,如恶心呕吐、纳食减少、嗳气吞酸等;侵及于肝,肝郁化火生风,则可有口干口苦、胸胁胀痛、头晕目眩、头痛等肝火上炎的表现;毒邪下行侵及于肾,表现为膀胱气化不畅,水道不利,故小便色变、量变;或温邪蒙蔽心窍,心神失常,故患者可出现精神萎靡及神志的异常;或湿热阻滞大肠,表现为传导功能紊乱,故有大便燥结难解。本案病人素来肾水不足者,在病变过程中,阳明邪热每易乘虚深入下焦肝肾,治疗时可适当加入咸寒之品,以滋养肾阴,则既可清阳明邪热,又可达到防微杜渐的目的。运用此法,当然还要以无碍邪为前提。

另外几种不同性质的证候同时存在的复杂情况,往往在疾病过程中可以经常看到,这种复杂的情况往往显示出病态的多面性,所以治疗时不是一方一法就可以胜任的,而是要多法并举,综合考虑病灶部位、证候性质。再如,患者素有旧病宿疾,常见瘀血、痰浊等,一旦感受病邪而发病后,极易形成新感和宿病并发的局面。一般情况下,应按照"先病为本,后病为标",急则治其标,缓则治其本,以治疗新病为先的原则,先治其病,后治其本。如有痰伏之称的胸膈,多有痰浊,一旦感受温热之邪则极易与固有痰浊结合,或痰热闭窍严重时,便会在胸脘形成痰热结症;又如素有瘀血内停之人,感受温邪后也极易与宿瘀为伍而形成瘀热相结之证,"热邪深入,或在少阴,或在厥阴,均宜复脉",热邪侵扰下焦,形成下焦蓄血之证,久之,耗少阴、厥阴之液。对上述病证,王灿晖教授选用"王氏清宫汤"祛邪养阴、凉血活血。

此外,王灿晖教授强调祛邪是温病治疗中的首要任务,也是治疗中的第一要义;同时对于治疗中的正气顾护,并不意味着忽视。在注重祛除病邪的同时,温病治疗也是非常注重调养和呵护正气的。因为温病的病理演变过程是邪正相争、互为消长的过程,所以两者之间是不可分割的。从某种意义上说,祛除病邪是为了安正,只有祛除了病邪,才有可能平复病邪的产生。若邪气不除,则正不畅,积重难返。先人所说的"急下存阴"即含有此意。当然,随着病程的发展,正虚表现逐渐显著,出现了正虚邪实的局面,此时的治疗非单纯的祛邪所能胜任,必须采取扶正祛邪同时兼行的正邪合治方法,如常用的扶正攻下、滋阴清热等方法,就是针对正虚邪实的特定病机而确立的治法,通过扶正以达到更好的祛邪目的。

（整理：黄宝驹）

哮病
——支气管哮喘

支气管哮喘是最常见的呼吸道疾病之一,是反复发作的喘息、气急,伴或不伴胸闷或咳嗽等症状,同时伴有气道高反应性和可变的气流受限。这是一种异质性疾病,具有不同的临床表现,属于中医"哮病"范畴,以咳嗽、咳痰、气喘为主要症状。其主要病理因素为痰,内伏于肺,因外感风寒,饮食、情志或劳累过度而诱发,其中与气候变化最为密切。发作时,痰随气升,气因痰阻,气道不利,肺的升降失常,而致呼吸困难,喉中发出哮鸣声。若反复发作,久延不已,寒痰伤阳,痰热伤阴,可导致肺、脾、肾三脏皆虚,出现本虚标实的证候。

在辨证论治方面,王灿晖教授立足整体观念及脏腑辨证,对哮病病机的传统认识加以深化创新,提出以肺、肾为核心的脏腑功能失调为哮病发病内因,感受"六淫之邪"为致病外界条件。肺为娇脏,主气司呼吸,主通调水道。风寒之邪侵袭,致肺失宣降,则上逆而喘咳;肺为水之上源,主通调水道,若通调失职,津液不归正化,则聚为痰饮;宿痰伏肺,遇诱因引触,则发为哮喘。

肺、肾共为气主,关乎气机的升降出入。肺主呼气,肾主纳气,肺肾相互协调,肺气充沛,宣发肃降,肾气盛实,摄纳有权,才能呼吸均匀。若肺气不足,一方面,失于推动,肺不主气,宣肃失司;另一方面,肾气不得肺气资助,肾气虚少,摄纳无力。若肾气不足,则导致肾不纳气且化气无源,从而使肺气失于肃降,表现为胸闷气喘。因此王灿晖教授认为"哮病之标在肺,而本在肾"。

肺肾同为"水源"。肺者,水之上源,肺气宣肃,故能行水;肾者,水之下源,肾阳蒸腾,故能主水。故肺肾二脏协调,对于人体的津液代谢有重要的意义,肺肾失调、津液运行不畅,则会出现痰饮等病理产物。肺属金,肾属水,故肺肾为母子之脏,两者在生理上能互资互济,金水可互生,同理亦可互损,表现为母病及子、子盗母气的病理变化。故以肺肾为核心的脏腑功能失调,是支气管哮喘的辨证论治的根本。

在治则治法上,"发时治标,平时治本"为中医治疗哮喘的准则,一直沿用至今。由于哮喘反复发作,正气耗伤,在缓解期主要表现为肺、脾、肾亏虚的证候。以往治疗根据脏腑病变的不同,重在治肺或肺肾同治或肺脾肾同治等,这些传统的治本方法对于防治哮喘复发起到了一定的效果,但王灿晖教授认为"发时治标,平时治本"有其相对性。治疗哮喘,"发作时当治标顾本,平时当治本顾标"。哮喘缓解期虽以正虚为主,但可兼有标实之象,风痰留伏之夙根依然存在,一遇外感风邪即可诱发。补益之法虽能通过调补正气,以抑生痰之源,但胶固之痰不祛,往往不能尽全效。故王灿晖教授于临证之际,于补肺益肾的同时,常加入祛风化痰之品,以达标本兼治。

哮喘急性发作期王灿晖教授擅用"透法",此亦为历代温病医家治疗伏邪常用之法。哮喘发作期,伏邪遇感引触,致痰生气阻,搏结气道,喘息乃作,可见伏邪为哮喘迁延不愈之内因,加上哮喘发作之外因,均为透法所治之范畴。哮病日久,痰瘀热毒深伏肺络,艰深顽固,正气虚损,正愈虚而邪愈伏,病程迁延,致哮喘重症、变症。治疗中应重视养正以透其邪,亦属透法范畴。透法辛散以除表,祛伏邪以除里,养正以透其邪。这正是王灿晖教授所确立的"补肺益肾、透邪祛风"的哮喘治疗原则。

病案一

孙某某,女 46 岁。主诉:胸闷气短反复 6 年余,加重 10 天。

初诊(2020 年 12 月 13 日):患者于 6 年余前无明显诱因出现胸闷气喘,夜间喘甚,伴喉中哮鸣,每于春秋季发作,外院诊断为支气管哮喘,每经西医抗炎平喘等治疗后,症状可缓解。患者自产后易感冒,且持续时间较长,10 天前因感寒,胸闷气喘加重,吸入沙丁胺醇后有所缓解,遂至社区医院予"头孢他啶、氨茶碱、甲强龙"输液治疗 3 天,目前仍咳嗽咳痰,喉中时有哮鸣,活动后喘甚,遂至王灿晖教授门诊就诊。症见:呼吸急促,咳嗽咳痰,痰黄量多,胸闷呕恶,手足冷,纳差,寐不安,大便秘结,舌质红,苔黄腻,脉细滑。查体:手足不温,面色微黄,口唇轻度紫绀,两肺呼吸音粗,可闻及散在哮鸣音。实验室检查:① 血常规:嗜酸粒细胞百分比 13%,余未见明显异常。② 指脉氧:97%。③ 胸部 CT:两肺纹理增多,左肺舌段可见索条影。④ 肺功能检查:中度限制性通气功能障碍,支气管舒张试验阳性。西医诊断:支气管哮喘急性发作;中医诊断:哮病(寒包火证)。治以清热化痰,补肺健脾。拟方:炙麻黄 10 g,生石膏 30 g(先煎),桂枝 12 g,炒白芍 15 g,细辛 1.5 g,法半夏 12 g,五味子 6 g,旋覆花 10 g,桔梗 5 g,甘草 5 g,苦杏仁 12 g,酒黄芩 10 g,党参 15 g,化橘红 10 g,茯苓 15 g,酸枣仁 30 g,远志 6 g。5 剂,每日一剂,水煎服,分早晚温服。

二诊(2020 年 12 月 19 日):诉咳嗽频次减少,无夜喘发作,睡前阵咳,黄白痰,口干口苦,舌干红,纳差,乏力,苔黄微腻,脉细滑,听诊两肺呼吸音粗,未及明显哮鸣音。此乃表寒渐解,肺热渐清,热盛伤阴,故清热之余需兼顾肺阴。上方去生石膏、细辛、苦杏仁,加南北沙参各 10 g、白扁豆 15 g、大生地 12 g、天麦门冬各 10 g。14 剂,每日一剂,水煎服,分早晚温服。

三诊(2021 年 1 月 3 日):服药 10 日后基本不咳,喉中有痰,仍觉纳差乏力,手足冷,动则出汗,寐可,二便调,舌淡红,苔白微腻,脉细。听诊两肺呼吸音粗,未及明显干湿啰音。法当补肺益肾,予玉屏风散合右归丸加减。拟方：当归15 g、熟地15 g、肉桂6 g(后下)、酒萸肉15 g、黑顺片9 g(先煎)、党参15 g、茯苓15 g、炒白术12 g、山药15 g、菟丝子15 g、生黄芪30 g、防风10 g。14剂，每日一剂，水煎服，分早晚温服。

【按】　本案患者呼吸急促，咳嗽咳痰，痰黄量多，胸闷呕恶，手足冷，纳差，寐不安，大便秘结，舌质红，苔黄腻，脉细滑。此为痰热伏肺，复感寒邪，外寒内热，气机不畅，肺失宣降所致。患者素体虚弱，痰热内伏，本次复感风寒，内外合邪致咳喘气急。

支气管哮喘发作时以治标为主，亦需兼顾扶正，以使邪去而正不伤，故予小青龙汤加石膏温肺化饮，清热化痰的同时加四君子汤扶正固本。小青龙汤原是仲景治寒饮伏肺之代表方剂。《伤寒论》中曰："伤寒表不解，心下有水气，干呕发热而咳，或渴，或利，或噎，或小便不利，少腹满，或喘者，小青龙汤主之。"方中麻黄宣畅肺气、桂枝辛温解表，两者共去表寒；患者痰黄气急，故以大剂量苦寒之石膏以清里热；细辛与旋覆花、法半夏配伍化饮降逆。本方切中哮喘外有表寒引动、内有痰饮伏肺的基本病机，但此方解表散寒之力较为峻猛，不宜用于虚人，更不宜久服。王灿晖教授认为患者病多反复、难以根除，基于伏邪理论，考虑患者本气已虚，外邪屡屡入侵，层层藏匿于三阴之内，终为痼疾，又"病痰饮者，当以温药和之"，故治疗上需扶正托透，层剥伏寒，叠削伏痰，法当"温阳化饮，扶正祛邪"，故加四君子汤益气健脾，枣仁、远志养心安神，五味子降肺气，芍药和营阴，桔梗引药上行，甘草调和诸药。纵观全方，温性药居多，祛邪而不伤正，表寒解，痰热清，内外合，其证自平。

二诊时患者表寒渐解，痰热渐清，但久病伤阴，肺阴日耗，故口干口苦，舌干红，前方去生石膏、细辛、苦杏仁以保肺阴，加南北沙参、白扁豆、大生地、天麦门冬以益气养阴生津。

三诊时患者基本不咳，喉中有痰，纳差，乏力，手足冷，动则出汗，痰热已清，肺气肃降，咳喘渐平。但考虑患病日久，累及脾肾，非一朝一夕即可痊愈。肺热清除后,宜固本培元,加以补肺脾肾之品,方选玉屏风散合右归丸加减,以纠正患者体质偏僻,调整阴阳平衡,增强抵抗力,达"正气内存,邪不可干"之目的。

病案二

黄某,男,40岁。主诉:间断胸闷、喘息气憋12年,加重1周。

初诊(2019年11月18日):患者12年前因受累后出现胸闷气短、喘息气促、气憋,患者就诊于当地医院,完善相关检验检查,诊断为"支气管哮喘",予抗炎、解痉平喘等对症治疗后症状好转出院。此后患者每因受凉后上述症状加重,多次住院治疗,出院后长期吸入沙美特罗替卡松吸入剂以解痉平喘治疗。1周前患者因外出游玩感寒后再次出现胸闷气憋,喘息气促,吸入沙美特罗替卡松吸入剂后症状缓解不明显。刻下症见:胸闷气憋,喘息气促,咳嗽,痰少,不易咳出,喷嚏频作,无心悸胸痛,无恶心呕吐,纳差,寐不安,二便调,舌暗红,苔薄白,脉弦滑。西医诊断:支气管哮喘急性发作。中医诊断:哮病(风痰阻络证)。治以宣肺化痰、解痉平喘。拟方:麻黄10 g,细辛3 g,杏仁10 g,僵蚕20 g,蝉蜕10 g,黄芪30 g,白术20 g,防风10 g,党参10 g,柴胡12 g,远志6 g,茯神10 g,川牛膝10 g,仙鹤草15 g,三七6 g,甘草5 g。5剂,每日一剂,水煎服,分早晚温服。

二诊(2019年11月24日):患者服药后症状较前好转,咳嗽次数较前明显减少,咳痰量少色白,易咳出,无胸闷气憋、无喘息气促,喉间未闻及哮鸣音,纳食可,夜寐尚可,小便调,大便不成形,每日4~5次。舌脉同前。原方去麻黄,加菟丝子15 g补益肝肾,丹参15 g活血行瘀,补骨脂15 g温阳止泻。继服5剂,每日一剂,水煎服,分早晚温服。

三诊(2019年11月29日):患者诸症已平,偶有干咳,无喘息气短,纳食可,夜寐安,二便调。上方去远志、僵蚕、蝉蜕,加桂枝、山药、酒萸肉。14剂,每日一剂,水煎服,分早晚温服。3个月后随访诉未复发。

【按】 患者支气管哮喘病史多年，五脏俱虚，正气虚损易感受外邪，患者受凉及季节交替时哮病反复发作，外邪袭肺，肺失宣降，引动伏痰，痰气交阻于气道，气道拘急则发为哮病，且哮病反复发作，痰瘀互结于内。风邪是引发哮喘发作的重要因素，《素问·太阴阳明论》篇指出："伤于风者，上先受之。"风为百病之长，可挟诸邪相兼为患。病机主要是"痰邪伏络"，遇外在因素（冷空气）引发，肺气上逆。王灿晖教授认为，通络法之实质就是搜剔肺络之痰瘀，使得肺络通畅，肺之宣降功能恢复。痰瘀为本，邪蕴于肺，壅阻肺气，肺失肃降，不能布散津液，以致津液凝聚成痰，伏藏于肺，瘀血痰湿凝滞脉络，痰瘀互结而胶结难解，非一般的祛痰活血药所能起效，故在宣肺化痰药基础上，加用具有轻清灵动之性的虫类药如蝉蜕、僵蚕等，并佐以少量三七，方可入络搜剔，祛除宿痰凝瘀、通络活血。

方中麻黄味苦，辛温，宣肺平喘；杏仁利肺气，降逆止喘。麻黄与杏仁，一升一降，调畅气机，为治疗哮病之良药。僵蚕、蝉蜕入肝肺经，均为虫类药，可搜风通络，息风解痉，可升阳中之清阳，两药同用可调理肝肺。细辛主咳逆，温肺化饮，与僵蚕、蝉蜕同用可增强解痉，缓解气道痉挛。方中黄芪、白术、党参、防风配伍使用可补肺肾之气。卫气固，可抵御外邪侵犯；肾气充则水液代谢正常。柴胡条达肝理气疏郁；远志化痰止咳、温化伏饮；茯神气平益肺，肺宁则肝和；仙鹤草收敛补虚；川牛膝补肝肾、逐瘀通经；哮病久发，必然伤及血络，三七活血通络，甘草调和诸药。诸药合用，清补兼施，调畅气机，祛邪而不伤正。

二诊时患者表证渐解，哮喘渐平，治法重在温肾阳和消"痰瘀"，故原方去辛散之麻黄，加菟丝子、丹参、补骨脂以温阳、活血、止泻。

三诊时患者诸症皆平，重在治本以善后，减少发作次数，故去远志、僵蚕、蝉蜕，加桂枝、山药、酒萸肉温脾肾之阳。

病案三

赵某,男,36岁。主诉:咳嗽反复1年余。

初诊(2020年8月16日):患者1年来反复咳嗽痰粘,夜间咳嗽明显,遇冷空气及花粉咳甚,畏寒怕冷,动则多汗,乏力纳差,眠差,大便干结。舌淡苔薄,脉细。既往有过敏性鼻炎病史。查体:两肺呼吸音粗,未闻及干、湿啰音。辅助检查:2020年3月于江苏省人民医院查肺功能及胸部CT,结果正常。一氧化氮呼气试验:96 ppb,诊断为咳嗽变异性哮喘。予布地奈德福莫特罗,早、晚各160 µg,维持治疗2个月。停药后病情反复,日渐影响工作及日常生活,欲求进一步中医调理,遂来就诊。西医诊断:咳嗽变异性哮喘;中医诊断:咳嗽(风邪犯肺,脾肾两虚)。治以宣肺止咳,健脾益肾。拟方:紫苏叶15 g,炙麻黄6 g,浙贝母15 g,苦杏仁10 g,桔梗6 g,生甘草5 g,前胡15 g,白前10 g,防风20 g,黄芪30 g,麸炒白术10 g,熟地黄15 g,当归15 g,麸炒白芍10 g,山药15 g,酒黄精15 g,首乌藤15 g,焦山楂15 g,六神曲15 g。14剂,日1剂,水煎服,早晚温服。嘱患者适寒温,忌食生冷辛辣刺激之品,畅情志。

二诊(2020年8月28日):患者药后咳嗽症状减轻大半,动则汗出及乏力均有改善,且纳差较之前好转,眠可,便干。舌淡红,苔薄白,脉细弦。遂前方去麻黄、首乌藤加麸炒枳实、枳壳各12 g理气行滞,行气通便,菟丝子补益肝肾,复进14剂。

三诊(2020年9月13日):患者无明显咳嗽,活动耐力仍较同龄人差,纳寐可,二便调。舌淡红,苔薄白,脉细弦。嘱其原方继服14剂以巩固疗效。

【按】 咳嗽变异性哮喘发病初期,或久病新发之时,多因风邪较盛,内合于肺,引动伏邪,肺失宣肃,故发为咳嗽。王灿晖教授多年临证认为,虽"邪盛"为咳嗽变异性哮喘初起之重要病因,但多数患者兼有"正虚"之象,表现为畏寒、乏力、脉细或弱等,而此"正虚"又多为伏邪不去之根源,故本案患者咳嗽迁延1年余而不愈。

首诊患者既往有过敏性鼻炎病史,胸部 CT 无异常、一氧化氮呼气试验明显升高,诊断为咳嗽变异性哮喘。中医经四诊合参,本质当属外感风寒失治,风邪留恋于肺络,肺失宣发肃降,故咳嗽难停,风盛则咽痒;津液输布失常,凝聚成痰,故痰少质黏;肺病日久累及脾肾,致三脏虚损,故畏寒怕冷,动则多汗,乏力,纳差,眠差,治当宣肺止咳,健脾益肾。方中紫苏叶、炙麻黄疏风散寒,浙贝、苦杏仁清肺化痰;白前、前胡宣肺降气,桔梗、甘草祛痰止咳,合白芍酸甘化阴以和营;黄芪、白术、防风升阳益气实卫,当归、熟地、山药、酒黄精以健脾滋肾,焦楂曲消食和胃,首乌藤养血安神、祛风通络。

患者二诊时症状减轻,可知药已对症,故去炙麻黄、首乌藤,加麸炒枳实、枳壳以加强理气行滞,使得大便通畅,取腑气得通、肺气得降之意;肾为气之根,肺气久虚,伤及肾气,故加菟丝子以增强补益肝肾之效。三诊时患者因肺肾之气尚有虚损,活动耐力尚未完复,予前方续用。全方药证相合,患者得愈。

(整理:董克州)

肺胀

——慢性阻塞性肺疾病

慢性阻塞性肺疾病（COPD）是一种异质性肺部状态，其特征是慢性呼吸系统症状（呼吸困难、咳嗽、咳痰），原因与气道异常（支气管炎、细支气管炎）和/或肺泡（肺气肿）相关，通常表现为持续性、进行性加重的气流阻塞。中医学中虽然没有慢性阻塞性肺疾病这一病名，但根据其临床表现特点，结合历代中医文献记载，多属于"喘证""肺胀""痰饮"等范畴。

肺胀的病名首见于《内经》。《灵枢·胀论》说："肺胀者，虚满而喘咳"。《灵枢·经脉》说："肺手太阴之脉，……动则病肺胀满膨膨而喘咳"，指出了本病虚满的基本性质和典型症状。隋代对本病病机的认识已经较为深刻，《诸病源候论》曰："肺虚为微寒所伤则咳嗽，嗽则气还肺间则肺胀，肺胀则气逆，而肺本虚，气为不足，复为邪所乘，壅痞不能宣畅，故咳逆，短乏气也"，详细论述了其病因、发病机制。《丹溪心法》中"肺胀而咳，或左或右不得眠，此痰夹瘀血碍气而病"，提出本病主要的主要致病因素是痰瘀。

尽管慢性阻塞性肺疾病的病因复杂多变，但总不外乎内、外因：外因为外感六淫、气候突变、冷热失常、吸入刺激性粉尘、大气污染等，内因是正气不足、贪凉饮冷、劳累过度等，致使肺的卫外功能减退或失调，外邪袭肺，肺失清肃，肺气上逆，发为咳嗽。

患者多年老体虚，肺肾俱不足，体虚不能卫外是六淫反复乘袭的基础，感邪后正不胜邪而病益重，反复罹病而正更虚，如是循环不已，促使肺胀形成。病变首先在肺，继则影响脾、肾，后期病及于心、肝。

病性本虚标实、寒热错杂并见，痰瘀水停为标，肺脾肾亏虚为本，发作期以邪实为主，缓解期以本虚为主。病理因素为风、痰、火、气、虚。

基于多年治疗经验，结合现代医学研究进展，王灿晖教授指出该病的病因不外乎久病肺虚和感受外邪。久病气虚、血瘀痰阻是本病的基本病机。久病肺虚，卫外不固，故六淫外邪反复侵袭，而外邪每借助于有形质者为其依附，故肺中痰瘀内结也是外邪入侵的重要因素；外邪犯肺，损伤肺脏，又加重了痰、瘀的形成。

在治疗上，王灿晖教授认为本病渐积而成，缠绵反复，很难根治。其转归预后与患者体质、年龄、病程、病情、环境及治疗等多因素有关。但和温病治疗相通的是，外邪也是本病发生及其发展的主要因素，首要任务就是要有效地祛除病邪，同样强调"祛邪务早""祛邪务尽"。

此外，本病治疗王灿晖教授尤重瘀血的病理因素，注重活血化瘀药物的运用，可有效控制早期慢性阻塞性肺疾病并减少复发。疾病后期痰浊、血瘀、水饮错杂为患，血瘀更著，病情危重，活血化瘀可减轻后期病势。

众所周知，温病治疗学在重视祛除病邪的同时也十分注重正气的调养和顾护，因为温病的病理演变过程就是邪正相争、相互消长的过程，两者密切相关不可分割，从一定意义上讲，祛除病邪的目的就是为了安正。随着病程的发展，正虚表现逐渐显著，出现正虚邪实的局面，此时治疗就非单纯祛邪所能胜任，必须采取扶正祛邪同时并进的邪正合治之法。王灿晖教授认为慢性阻塞性肺疾病同样也存在正邪相争的过程，从本质上来说，该病本来就是本虚标实之证。具体而言，加强平时调治，通过对肺脾肾三脏的调治，调节气血津液运行，从而减少甚或杜绝痰、瘀的产生，为治本之法。扶正祛邪，并在此基础上随证化裁，据证加减，是治疗本病的基本思路。

病案一

吴某,男,72 岁。主诉:反复咳痰喘 10 余年,加重 10 余天。

初诊(2019 年 6 月 3 日):患者既往有慢阻肺病史 10 余年,规律用药,1 个月前受凉后出现咳嗽气喘,呈进行性加重,伴咯白色黏痰,时有黄色痰块咳出,并持续发热,体温波动于 38.3～38.8℃ 之间。于当地医院就诊,诊断为慢性阻塞性肺疾病急性加重,予以输液治疗(具体治疗用药不详)12 天。经治疗患者较前好转,无发热,但咳嗽仍作,咳甚气促而喘,痰黏色黄,咯吐费力。舌质红绛,苔中黄厚,裂纹,脉滑数。

综合四诊分析,王灿晖教授认为本病证属热痰瘀交阻。治拟凉血活血,清肺化痰逐瘀,兼以养肺固本。拟方:生地 10 g、丹皮 10 g、赤芍 12 g、鱼腥草 30 g、金银花 15 g、黄芩 10 g、金荞麦 20 g、桑白皮 10 g、瓜蒌仁 12 g、百合 12 g、知母 10 g、五味子 6 g、炒白术 10 g、茯苓 12 g、太子参 20 g、甘草 5 g。

患者服 7 剂药后,咯痰量大为减少。守原方加减治疗 1 个月,诸症消除。

【按】 王灿晖教授认为,对本病的治疗,在急性发作期以治标为主,应清肺化痰;不发作时治本,以补肺气、化痰瘀为主。患者久患肺疾,此次急性发病 1 个月有余,病邪欲去未去,正气已虚。结合脉证,可知本证为邪热深入血分,与血相结而为瘀,热瘀交结,瘀滞肺络;同时,因肺络郁滞,肺失清肃,酿痰生瘀,症情虚实夹杂,热、痰、瘀错杂,故治疗应虚实同调,标本兼顾。

方中生地、丹皮、赤芍凉血活血,清热逐瘀;鱼腥草、金荞麦、桑白皮、瓜蒌皮清肺化痰;加银花、黄芩、知母以加大清热力,百合、五味子润肺化痰养阴;炒白术、茯苓、太子参扶正固本,以助生化之源。

王灿晖教授强调邪热进入血分,导致血热炽盛,治疗当用凉血之法。另外,邪热入血,致血热沸腾,易以灼伤血络而迫血妄行,出现络脉损伤,血溢脉外而成瘀血的病理表现。同时,凉血之品性寒凝滞,凉血而妨碍血行,因此应配伍活血散血之品,以防凉血而留瘀。这是运用凉血活血法时,应引起注意的方面。

病案二

陈某,男,62岁。主诉:反复咳嗽3年,加重1周。

初诊(2019年4月8日):患者确诊慢性阻塞性肺疾病3年余,规律使用布地奈德福莫特罗粉吸入剂,平素症状控制良好。1周前不慎感受风邪后出现咳嗽间作,咽痒咽燥,阵发性刺激性干咳,基本无痰,以夜间咳嗽为主,连声不断、影响睡眠,胸闷气喘不明显。王灿晖教授认为此例患者此次是因风邪犯肺,治以疏风宣肺。拟方:荆芥10 g、防风10 g、蝉衣10 g、僵蚕10 g、钩藤12 g、木蝴蝶5 g、忍冬藤20 g、百部10 g、连翘10 g、甘草3 g。服药7剂后诸症消除。

【按】 王灿晖教授认为慢性阻塞性肺疾病发作期以邪实为主,风、痰、火、气、虚均可作为其病理因素。此证当属风邪作咳,与肺密切相关,病位却主要在咽喉,病机重点是邪客咽喉,肺气失宣,治疗关键是祛风利咽宣肺。方中荆芥是风药,辛温走窜,入肝行血,入肺行气,速开瘀结,又能燥湿化痰,所以对慢性支气管炎咳嗽迁延难愈、吐痰白浊者尤其有效。王教授指出尽管用荆芥、防风疏风发散,祛外风,但临床运用过程中并不会有明显汗出的表现,荆、防属温润之品,温而不燥,所以无论风寒、风热均可使用,而不必顾虑有发汗和耗津之弊。另外,僵蚕、钩藤祛风止痉,止内风,有研究证明,祛风止痉可以改善通气功能,加快炎症吸收,提高机体免疫功能。蝉蜕、木蝴蝶清肺利咽止痒,连翘、忍冬藤清热解毒,具有广谱抗菌作用。百部润肺止咳,甘润苦降,微温不燥,能降低呼吸中枢兴奋性,抑制咳嗽反射,广泛运用于外感、内伤、新、久各种咳嗽。全方共奏祛风宣肺、利咽止咳之效。

病案三

李某,男,60岁。主诉:反复咳嗽咯痰10余年,再发加重10天。

初诊(2020年2月24日):患者反复咳嗽咯痰10余年,诊断为慢阻肺,平素未正规使用吸入剂。10天前,症状加重,肺功能:FEV1/FVC 68.1%,FEV1实/预66.7%。胸部CT:肺气肿,两肺多发微小结节及纤维灶。就诊时患者咳嗽,咳痰黄黏,咽喉疼痛,面色泛红,纳食一般,二便调,舌红苔黄腻,脉滑数。查体:两肺呼吸音低,未及明显干湿啰音。证属痰热内蕴,肺失宣肃;治以清热肃肺,化痰止咳。拟方:黄芩10 g、金银花15 g、蒲公英30 g、矮地茶20 g、知母10 g、虎杖15 g、蝉蜕10 g、木蝴蝶6 g、鱼腥草20 g、土牛膝12 g、百部10 g、金荞麦20 g、款冬花10 g。7剂,水煎服,每日一剂,早晚分服。

二诊(2020年3月2日):患者咳黄痰转为白痰,痰量减少,稍有咽干口干,饮食二便正常,舌红苔薄,脉浮。属风邪袭肺,予宣肺止咳方加减。药用:荆芥10 g、防风10 g、蝉蜕10 g、木蝴蝶5 g、金银花15 g、黄芩10 g、蒲公英30 g、土牛膝12 g、款冬花10 g、百部10 g、知母10 g、枇杷叶10 g。续进7剂。

三诊(2020年3月9日):患者咳嗽大减,咳痰色白,唯有咽部不适,声音嘶哑,口稍干,食欲正常,二便调,舌红苔薄,脉细。症情改善,继续上方加减治疗。药用:南沙参10 g、黄芩10 g、木蝴蝶6 g、知母10 g、金银花15 g、蝉蜕6 g、土牛膝12 g、枇杷叶10 g、蒲公英30 g、款冬花10 g、矮地茶10 g、桑白皮10 g。7剂,服同前法。

四诊(2020年3月16日):患者经治疗咳嗽、咳痰明显缓解,无咽痛,无声音喑哑,续予生脉散加减,清肺利咽,兼益肺气收功。药用:太子参20 g、麦冬10 g、五味子5 g、玄参10 g、金银花15 g、黄芩10 g、蝉蜕10 g、款冬花10 g、木蝴蝶6 g、土牛膝12 g、蒲公英30 g、知母10 g。7剂,水煎服。

【按】 肺主气,上连咽喉,开窍于鼻,司呼吸,为气机升降出入之道,司清浊之宣运。此病例患肺病10余年,肺气本虚,外邪容易乘虚侵袭,导致肺失宣肃,上逆则发为咳嗽;肺气亏虚,气不化津,津聚成痰;邪热上攻,则咽喉疼痛。咯痰黄黏、舌红苔黄腻、脉滑数均是痰热内蕴的表现。王灿晖教授认为此病发病时多为外邪入侵与内伏之痰相搏结而致病,清肺祛邪,消炎抗感染是治疗的重点,治疗的关键是祛除痰邪。针对痰热壅肺的肺部炎症性病变,加减运用"清肺止咳方"。

这是王灿晖教授经验方，方中金银花、蒲公英清热解毒，鱼腥草、金荞麦清热化痰，款冬花、百部润肺止咳，矮地茶、虎杖化痰止咳，木蝴蝶、土牛膝利咽，蝉蜕疏散风热，黄芩清肺热，知母滋阴清热。诸药同用，共奏清肺消炎、化痰止咳之效。

二诊时患者咳嗽减轻，痰色由黄转白，舌红苔白，说明痰热渐清。咽痒，声音嘶哑，脉浮皆是风邪袭肺之征。拟方再调，予汤剂以祛风宣肺，利咽止咳。方中去虎杖、鱼腥草、金荞麦，矮地茶，加荆芥、防风祛风解表，枇杷叶化痰止咳。全方减少清热化痰止咳药物，加入增强祛风解表之力的药物。

三诊时患者诸症大减，而口稍干，舌红苔薄，脉细，为病久之后，稍有津液不足之象显现，去荆芥、防风、百部，加南沙参养阴清肺，益气化痰，矮地茶祛痰止咳，桑白皮泻肺火。

四诊时患者诸症好转，虽有微邪，但此病后期病程迁延日久，往往气阴不足，需清肺利咽，兼益肺气收功，邪正兼顾，以防邪恋不去。上方去枇杷叶、矮地茶、桑白皮，南沙参改为太子参清补气津，合麦冬、五味子为生脉散益气生津，玄参凉血滋阴，解毒利咽。

病案四

王某某，女，62岁。主诉：反复咳嗽咳痰气喘10年，再发3个月。

初诊（2021年4月6日）：患者既往有慢性阻塞性肺疾病10余年，平素咳嗽频繁反复，遇风遇冷则发，此次发病3个月，以咳嗽为主症，曾行中、西药物治疗，效果不佳，久治不愈，故前来就诊。刻下：患者神志清，精神欠振，形体消瘦，面色少华，咳嗽频发，咳痰黄稠，胸闷气短，乏力气短，口干，夜寐尚可，食欲一般，大便偏干，小便正常，舌红少苔，脉细数。辨证为痰热蕴肺，且病久气阴两虚，治以清肺化痰，益气养阴。拟方：瓜蒌皮10 g、瓜蒌仁10 g、黄芪10 g、金银花15 g、桑白皮10 g、知母10 g、蒲公英30 g、款冬花10 g、百部10 g、矮地茶20 g、太子参20 g、五味子5 g、麦冬10 g、金荞麦10 g。14剂，水煎服，每日一剂,早晚分温服。

二诊(2021年4月20日):药后患者自觉症状缓解,但因饮食不节,过食肥甘辛辣之品,导致咳嗽反复,喉中有痰,咯吐不爽,胸闷,纳寐正常,二便调畅,舌红苔薄,脉稍弱。证属风热袭肺,肺失宣降,病久气阴不足,效不大更,原方微调续进。拟方:太子参20 g、麦冬10 g、五味子5 g、矮地茶20 g、桑白皮10 g、瓜蒌皮10 g、郁金10 g、蒲公英20 g、款冬花10 g、紫菀10 g、枇杷叶10 g、金银花15 g、黄芩10 g、金荞麦20 g。14剂,用法同前。

三诊(2021年5月5日):患者近期舟车劳顿,外地探亲回宁即刻前来复诊,自诉当下咳喘不显,但腰酸腿软乏力,头昏体重,精神不振,昏昏欲睡,口干,纳便调,舌暗苔薄,脉细。证属气阴不足,肺肾失调,王教授认为治疗应兼益肺肾气阴。拟方:太子参20 g、麦冬10 g、五味子5 g、鳖甲30 g、瓜蒌皮10 g、金银花15 g、黄芩10 g、木蝴蝶5 g、蒲公英20 g、女贞子12 g、怀牛膝12 g、鸡血藤15 g、当归10 g。14剂,用法同前。

【按】 患者慢性阻塞性肺疾病控制不佳,反复发作,病程日久,症见形瘦,面色少华,精神不振,胸闷气短,疲乏少气,口稍干,舌红少苔,脉细等气阴两虚的表现;但咳痰黄稠、脉数又提示体内仍有痰热内蕴,故予清气化痰汤合生脉散加减,扶正祛邪,邪正兼顾。方中太子参、麦冬、五味子益气养阴,黄芪补气,知母滋阴泻火,瓜蒌、金荞麦、矮地茶清肺化痰,款冬花、百部润肺化痰,金银花、蒲公英清热解毒,桑白皮泻肺火。二诊时患者服药后症情改善,因饮食不节有所反复,继续疏风清肺化痰,益气养阴。大便已畅,前方去瓜蒌仁、黄芪、知母,胸闷加郁金活血行气宽胸,有痰加紫菀润肺化痰,枇杷叶清肺降逆止咳。三诊时患者表证已除,仅存肺肾气阴不足之证,予生脉散加味治疗。久病多瘀,祛瘀生新,舌暗加当归、鸡血藤补血兼活血,鳖甲滋阴散结,怀牛膝、女贞子补肾,蒲公英清热解毒、抗感染,木蝴蝶清肺利咽。

经过三次治疗症状基本缓解,但患者久病气阴两虚,劳累后主症加重,在中药调理益气养阴之余,嘱患者避风寒,节饮食,适当锻炼增强体抗力,防止疾病反复发作,导致疾病再次加重。

病案五

朱某某,男,64岁。主诉:咳嗽胸痛2周。

初诊(2021年6月7日):患者慢性阻塞性肺疾病病史多年,常年咳嗽反复发作。患者咳嗽,痰少色白,胸部阵发疼痛,左侧乳房疼痛,纳便可,舌质暗,苔稍厚,脉细。辨证为痰浊阻肺,血脉不和,治以清肺化痰活络。拟方:瓜蒌仁10 g、青皮10 g、枳壳10 g、延胡索10 g、失笑散(包)10 g、黄芩10 g、郁金10 g、知母10 g、香附10 g、赤芍12 g、金银花15 g、矮地茶20 g、枇杷叶10 g。14剂,水煎服,每日一剂,早晚分服。

二诊(2021年6月21日):患者咳嗽减轻,偶咳,胸痛亦减轻,余无明显不适,舌暗苔薄,脉细。继续活血宽胸,前法出入。前方加丹参12 g,去枳壳。再依前法服14剂。

三诊(2021年5月7日):患者胸部刺痛明显改善,微咳,口干,纳寐可,舌红苔薄,脉细。症情稳定,治宗前法。前方去赤芍、丹参、黄芩,加杏仁10 g、款冬花10 g、甘草5 g。12剂,服药如前法,药后诸症缓解。

【按】 患者慢性阻塞性肺病史多年,反复发作,故肺气亏虚,肺气郁滞,不能化津,肺主一身之气,脾虚不能转输,肾虚不能气化,津液不归正化而成痰,患者痰少色白、苔厚为痰浊阻肺。痰从寒化为饮为水,气不行血,血性涩滞则为瘀,不通则痛,故症见胸痛、乳痛、舌暗。痰瘀互结往往难解,方中失笑散、延胡索、赤芍活血化瘀止痛,青皮、香附、郁金、枳壳行气止痛,瓜蒌仁、矮地茶、枇杷叶、金银花、黄芩清肺化痰,知母滋阴泻火,全方清肺、化痰、活络并用。二诊时患者偶咳,胸痛亦减轻,治宗前法,增加活血宽胸之力,去枳壳,加丹参。三诊时患者胸部刺痛明显改善,唯有微咳,口干,脉细等症。去赤芍、丹参、黄芩清肺热活血化瘀之品,加入杏仁、款冬花、甘草,润肺止咳。痰瘀互结者,化痰与祛瘀缺一不可,否则痰瘀必定胶着难解。王教授根据患者的临床表现,化痰浊、祛瘀血并用,并根据病情灵活随证加减,各有侧重,用药轻灵,嘱只可缓图,切勿猛攻滥伐,以致戕伐正气,正虚无力祛邪,疾病迁延不愈。

王灿晖教授治病思路清晰,重视中、西医理论和方法相结合,并结合运用温病治疗的思想,提倡继承前人经验与创新法、制新方、寻新药相结合,提出中医辨证与西医辨病有机结合,重视人体整体机能状态对局部病变的影响,努力实现中医药现代化。

(整理:主父瑶)

肺积

——肺癌

原发性支气管肺癌简称肺癌,是我国及世界各国发病率和死亡率较高的恶性肿瘤之一。在 2022 年我国的所有恶性肿瘤新发病例中,肺癌排名第一位,而因肺癌死亡人数占中国恶性肿瘤死亡总人数的23.9%,同样排名在第一位。早期肺癌多无明显临床症状,临床多数患者出现症状而就诊时已属于晚期。晚期肺癌整体 5 年生存率在20%左右。

中医古籍中未见"肺癌"病名,根据其症状可将其归属于"肺积""息贲""咳嗽""胸痛"等范畴。现代中医专家普遍认为肺癌发病的病因病机与正虚、血瘀、痰浊、热毒等病理因素相关。《杂病源流犀烛》云:"邪积胸中,阻塞气道,气不宣通,为痰为食为血,皆得与正相搏,邪既胜,正不得而制之,遂结成形而有块。"正所谓"邪之所凑,其气必虚"。《活法机要》曰:"壮人无积,虚人则有之,脾胃虚弱,气血两衰,四时有感,皆能成积。"王灿晖教授认为肺癌的病理属性总属本虚标实,脏腑功能失调是发病之本,正虚是发病的关键。如《临证指南医案》云:"至虚之处,便是容邪之处",指出正虚是邪气内侵的必要条件。没有正虚则邪气无以致病,正虚邪陷而发诸病。

脏腑功能失调是发病之本:肺主气,司呼吸,主宣发肃降,通调水道,外合皮毛,开窍于鼻。肺为娇脏,不耐寒热,易受外邪侵袭,如主动吸烟、被动吸烟、烹饪及厨房暴露、废气粉尘、煤烟、放射性物质、砷等外界邪毒,长期侵袭于肺,肺的呼吸功能异常,宣肃失司,气血津液运行不畅，气滞痰凝，形成瘤块。

气滞痰浊血瘀为发病之标：三焦是气血津液产生和运行的场所，即是人体生命代谢的重要通道。《中藏经》所言："三焦通，则内外左右上下皆通也。其于周身灌体，和内调外，荣左养右，导上宣下，莫大于此者也。"水谷入胃，依赖于脾胃之运化，化生精微之气，通过三焦输送，合于肺吸入的自然界清气，依靠肾阳的蒸腾之力，生成宗气，精华部分和剽悍滑利部分又分别化生为营气和卫气，继而经由三焦布散周身，浊气化为糟粕，转胃而出。王灿晖教授认为三焦气化具有调养脏腑、荣养排浊的作用。若三焦气化功能失司，导致气血津液运行失常，肺失宣肃，脾失健运，不能升清阳于上、降浊阴于下、驱邪毒于外，浊邪内生，浊蕴日久形成诸如气滞、痰浊、血瘀代谢产物，无法排出，久留生变，变生癌病。

王灿晖教授在临床诊疗中指出，肺癌患者正气虚损为本，阴阳失调，六淫之邪、伏气、癌毒乘虚入肺，邪滞于肺，导致肺脏功能失调，痰浊内生、气机阻滞，宣肃失司，血脉凝结，津液失布，日久痰凝、气滞、血瘀交结于肺，造成本病的发生。王教授精于古法，而又不拘泥于古法。他在长期的临床实践中，对于肺癌的治疗，坚持辨证论治与辨病相结合的治疗原则；根据三焦辨证，在肺癌的不同时期，始终把匡扶正气作为第一要务，注意脾胃运化之功能。

（1）上焦——宣肃清浊：肺位于人体上焦，肺的宣发肃降功能对水液代谢具有重要的疏通调节作用，故有"肺为水之上源""肺主行水"之说。肺为娇脏，开窍于鼻，邪气从口鼻而入，首先犯肺。肺卫受邪，肺气失宣，津液阻滞，化生痰浊，肺气上逆则咳嗽、咳痰；肺络受损，血不归位，则痰中带血；邪气入里，痰热胶着，肺气闭郁则胸闷气急。上焦气化通利，方得上输精微，出息道行呼吸，故疏利上焦以宣通为要。当先消除肺络伏留之痰饮，再以宣肺降气之药，方能疏利上焦、化痰降浊。

（2）中焦——健脾补肺、消痰浊：脾为肺之母，属土，土能生金，母病亦能及子。肺失宣降,肺气壅滞,子病犯母则脾气壅实;反之,脾清阳不升,土不生金,母病及子则致肺失宣降。陈士铎《外经微言》中认为"脾胃土旺而肺金强,脾胃土衰而肺金弱"。中焦脾胃为后天之本,气血生化之源。调运中焦当健脾补肺为要,以决生痰之源。吴鞠通《温病条辨》中指出"治中焦如衡,非平不安",王教授指示在治疗时应全面考虑脾胃的体用属性不同,做到虚实兼顾、寒温得宜、升降并调、以平为要。

(3)下焦——补肾泄浊:《医精·经义》言:"大肠所以能传导者,以其为肺之腑。肺气下达,故能传导。"肺癌晚期以虚为主,正气亏虚、阴阳失调,邪毒乘虚而入,邪滞于肺,肺失宣肃,气机失畅,津液不布,肠道传导功能失司,痰浊多深藏下焦。王灿晖教授善于使用大黄下燥结,考虑这也是痰浊代谢体外的重要途径。同时,部分晚期肺癌正气亏虚,病邪日久累及肾阴亏损,肾不纳气,表现为咳嗽气短、干咳无痰、乏力、痰中带血、口舌干燥等症状。临床用药当用补益肺肾、滋阴益气之品。

病案一

患者郝某某,男,35岁。主诉:咳嗽气喘3天。

初诊(2022年12月2日):3天前患者反复出现咳嗽、气喘加重,活动后明显,夜间咳嗽剧烈,痰多,难以入睡。刻下:患者神清,精神一般,咳嗽咳痰,咯吐大量泡沫黏痰,气喘胸闷胸痛,乏力,面色㿠白,食欲不佳,寐欠安,二便尚调。

患者2021年1月确诊为右中肺黏液腺癌(晚期),患者多次行化疗、免疫相关治疗,病情持续进展。患者舌质淡,苔薄,根部腻,边有齿痕,脉弦细。患者肺脾两虚,久患肺癌,正气亏虚,脾阳不振,水液运化失司,酿生痰湿。

拟方:生黄芪24 g、太子参15 g、炒白术12 g、茯苓15 g、法半夏10 g、陈皮10 g、桔梗8 g、生苡仁15 g、川贝母5 g、杏仁10 g、蛇舌草

30 g、干姜 5 g、细辛 2 g、生甘草 6 g。7 剂,每日 1 剂,水煎 200 mL,分别早晚餐后 30 分钟后服用。

二诊(2022 年 12 月 9 日):诉周身乏力,咳嗽、咳痰减少,仍有白色痰涎,气喘缓解,纳差,寐改善,二便可。患者舌质淡,苔薄,根部腻苔较前消散,边有齿痕,脉弦细。考虑标症缓解,患者病邪日久,正气亏虚,脾阳不足,水湿不易祛除,上方加附片 8 g(先煎)以温阳化湿。14 剂,煎服法同前。

三诊(2022 年 11 月 24 日):诉仍乏力,咳嗽缓解,痰量减少,纳增,寐安,二便可,舌质淡,苔薄,齿痕稍减,脉细。调整原方,以扶正祛邪。拟方如下:生黄芪 20 g、太子参 15 g、炒白术 12 g、茯苓 15 g、法半夏 10 g、陈皮 10 g、桔梗 8 g、生苡仁 15 g、山药 15 g、鸡内金 10 g、蛇舌草 30 g、半枝莲 15 g、甘松 10 g、生甘草 6 g。7 剂,每日 1 剂,水煎 200 mL,分别早晚餐后 30 分钟后服用。

【按】 该患者舌质淡、边有齿痕,咳吐痰涎,素体脾胃虚弱,脾阳不振,痰湿内生,湿聚成积。《景岳全书·积聚》说:"无形之聚其散易,有形之积其破难。"肺癌乃有形之积,既是脏腑功能失调的病理产物,又是导致正气内虚、邪毒交结成块的致病因素。王灿晖教授主张注重补益,因肺癌是全身性疾病,以虚为本,肿块是局部表现,常因虚而得病、因虚而致实。本案患者脾胃功能虚弱,脾阳不振,应重视后天脾胃之功能,"脾为后天之本",通过调补脾胃,健脾助化,调节中焦脾胃功能,对患者的预后转归至关重要。方中黄芪、太子参乃王灿晖教授常用药对:黄芪补气兼能扶阳,走而不守;太子参补气兼能养阴,其性守而不走。两药为伍,一动一静,阴阳兼顾,通补无泄,补气之力大增。两药相合,可鼓舞脾胃中气,亦可补肺气固表。首诊中,王老使用蛇舌草消肿散结,并予以干姜、细辛温阳化饮,助于消散痰饮。二诊时,患者咳嗽气喘均得以改善,但诉痰涎较多,时有咳吐,纳不香,寐不安。痰饮的形成,当责肺、脾、肾三脏,肺失宣降,水道不通,脾肾阳虚,运化无权,气化失司,水液不化,聚而成湿,留为痰饮。《四圣心源》所谓"大凡阳虚土败,金水埋菀,无不有宿痰留饮之疾。"肾阳乃一身阳气根本,温补肾阳,温中燥土,健运脾气,借助三焦气化功能,肺气清降,清浊易位,痰饮可化。二诊方中附子甘辛、大热,温肾助阳散寒;细辛辛温宣肺,通络脉,行孔窍,化寒饮。孙络遍布腠理,寒郁肌表,络脉不畅,津液不得蒸化而为汗,非得阳气不通,故用附子开发肾阳以充其本,细辛配合附子逐寒饮。白术甘辛、温,健脾燥湿,升清阳,养清窍;茯苓甘、淡,甘可补中,健脾渗湿。全方集温阳、健脾、化痰诸法,标本兼顾,温养脏气,恢复化气、运化、宣降等脏腑功能以固其本,化痰散饮,通利壅滞以治其标。

病案二

患者储某某,女,74岁。主诉:发热、咳嗽3天。

初诊(2021年4月20日):患者神清,精神可,发热3天,午后低热,热势不高,咳嗽咳痰,痰粘不易咯吐,剧烈咳嗽后伴轻度胸痛,乏力气短,纳食少,寐差,小便调,大便干结。

患者2021年1月被确诊为右肺腺癌(晚期),多次行化疗治疗。舌暗红,苔少花剥,脉沉细。属肺癌晚期,多次化疗治疗后,气阴亏虚,津液亏虚,虚热内扰。

拟方:银柴胡10 g、黄连3 g、秦艽10 g、鳖甲10 g、地骨皮15 g、青蒿10 g、知母10 g、天冬10 g、麦冬10 g、蛇舌草20 g、白芍15g、柏子仁10 g、浙贝母15 g、生甘草5 g、酸枣仁15 g。7剂,每日1剂,水煎200 mL,分早晚温服。

二诊(2021年4月26日):患者服药3天后热退,咳嗽减轻,痰少,胸痛改善,气短减轻,乏力减轻,纳食不香,腹胀,寐差,大便两日行一次,小便调,舌暗红,苔少,脉沉细。更方为沙参麦冬汤加减,方药如下:南沙参15 g、北沙参10 g、玉竹10 g、生甘草5 g、冬桑叶12 g、桑葚10 g、麦冬12 g、白扁豆15 g、天花粉10 g、黄芪12 g、陈皮10 g、鸡内金8 g、紫菀10 g、炙百部10 g、酸枣仁15 g。14剂,每日1剂,水煎200 mL,

分早晚温服。

三诊（2021年5月10日）：患者诉偶有咳嗽，无气短，饮食较前量多，寐可，二便调。舌淡红，苔白，脉沉细。前方续服，仅咳嗽频繁剧烈时加川贝母粉冲服，继服14剂。

【**按**】 中晚期肿瘤患者较多出现癌性发热，晚期肿瘤病情复杂，手术、放疗及化疗等治疗手段多损伤人体正气，致正气亏虚，阴阳失调，痰瘀互结，蕴久化热。《黄帝内经》云："邪之所凑，其气必虚"，王灿晖教授认为正气亏虚贯穿肿瘤发展的整个过程。中医学认为癌性发热多属于"内伤发热"范畴，《素问·调经论篇》曾记载："阴虚则内热"。肺癌病邪日久，加之化疗药物的损害，导致患者气阴亏虚，津液不足，痰浊、血瘀的癌浊侵袭，日久化火，虚热内扰，该患者出现了午后发热，热势不高。王灿晖教授选用《证治准绳》中的清骨散治疗癌性发热，方中银柴胡善清虚劳骨蒸之热，而无苦舌之弊，为君。胡黄连、知母、地骨皮入阴，退骨热以治骨蒸劳热。青蒿、秦艽清伏热，共为辅。鳖甲咸寒，滋阴潜阳，并引入阴以清热，为佐。少用甘草为使，调和诸药。全方共奏清热养阴凉血之效。患者热退后，仍以肺胃气阴亏虚为主，选用沙参麦冬汤加减扶正祛邪。清·吴鞠通《温病条辨》云："燥伤肺胃阴分，或热或咳者，沙参麦冬汤主之。"方中沙参、麦门冬主治燥伤肺胃阴津，有甘寒养阴、清热润燥之功，为君药；玉竹、花粉为臣药，玉竹养阴润燥，天花粉清热生津，两药相配可加强君药养阴生津、清热润燥之功；同时佐以冬桑叶滋阴润燥；胃液既耗，脾的运化必受影响，故用生扁豆健脾胃而助运化。诸药相配，使肺胃之阴得复、燥热之气得除，清不过寒、润不呆滞，共奏清养肺胃、育阴生津之效。

临床常见肺癌患者化疗后津液亏虚、阴阳失调，王教授常以沙参麦冬汤加减，因其能健脾补肺、滋阴益气、扶正补虚、化痰散结，每收良效。

病案三

李某某,男,65岁。主诉:确诊肺腺癌1月,咳嗽气喘发热3天。

初诊(2020年4月20日):患者2020年3月初被确诊为肺腺癌。后行免疫化疗治疗1次。3天前患者受凉后出现咳嗽咳痰,咯吐大量黄浓痰,胸闷气喘,活动后加重,气急,恶寒发热。查血常规示:白细胞$12.5×10^9$/L,中性粒细胞$10.3×10^9$/L,C-反应蛋白112 mg/L。刻下:患者神清,精神萎,咳嗽咳痰,咯吐大量黄浓痰,胸闷气喘,活动后加重,乏力,口干,纳食少,寐差,大便秘,小便调。恶寒发热,体温39.0 ℃,舌红绛,苔黄腻,脉弦滑。中医辨证:外邪袭表,痰热壅肺。治法:宣肺清肃、清热化痰、平喘止咳。

拟方:炙麻黄8 g、生石膏^{先下} 20 g、杏仁10 g、炙甘草8 g、芦根15 g、黄芩10 g、鱼腥草15 g、桑白皮10 g、浙贝母15 g、陈皮10 g、大黄^{后下} 4 g、麦冬15 g。7剂,每日1剂,水煎服,分早晚温服。配合莫西沙星口服。

二诊(2020年4月28日):患者诉服上述中药3日后热势下降,体温峰值波动于37.5～38.0 ℃,但仍有间断发热,精神状态明显改善,咳嗽咳痰较前改善,痰量较前减少,仍有黄脓痰,中等量,气喘减轻,咳嗽时仍有气促,不欲饮食,寐差,小便可,大便已解,但仍需2～3日行1次。舌质红,苔黄厚腻,脉滑数。患者表证已解,里证未消,综合患者四诊,痰热内蕴之象为主,治以清热化痰、理气止咳,选方清金化痰汤加减。拟方如下:黄芩12 g、焦栀子10 g、知母10 g、桑白皮15 g、瓜蒌仁10 g、浙贝母15 g、麦门冬10 g、化橘红10 g、茯苓12 g、桔梗10 g、生甘草6 g、炒白术12 g、鸡内金10 g、大黄^{后下} 3 g。14剂,每日1剂,水煎200 mL,分早晚温服。

【按】 发热是癌症患者常见的临床症状,分为感染性发热和非感染性发热。该患者确诊肺癌后行免疫化疗治疗,正气损伤,肺卫不固,外邪袭表,正邪相争,故见恶寒发热;病邪入里,化为痰热,肺失宣肃,故见咳嗽气喘;热邪势重,迅速损伤津液,肺与大肠相表里,肠道干涸,故见便秘。患者初诊时，王灿晖教授认为其病邪仍在表，属肺卫证候，见有恶寒发热、咳嗽气喘、口渴等，肺卫不得宣解，病邪内传于里，迅速出现气分证。痰热壅肺并伴有腑有热结证，肺与大肠相表里，肺气不降则腑气不通；若肠腑热结不通，则痰热之邪壅结于上焦，继续损伤津液，甚至可发生传变，出现热厥。叶天士云："在卫汗之可也，到气才可清气，入营犹可透热转气，……入血就恐耗血动血，直须凉血散血。"该患者初诊时，王老选用麻杏石甘汤加减，《伤寒论》示："发汗后，不可更行桂枝汤。汗出而喘，无大热者，可与麻黄杏仁甘草石膏汤""下后，不可更行桂枝汤。汗出而喘，无大热者，可与麻黄杏仁甘草石膏汤"。朱震亨《脉因证治》中云："大热大饮凝于胸中而成湿，故痰作亦，宜吐之，麻黄杏仁石膏汤加二陈汤。"初诊处方用麻黄为君，取其能宣肺而泄邪热，是"火郁发之"之义；但其性温，故配伍辛甘大寒之石膏为臣药，而且用量倍于麻黄，使宣肺而不助热，清肺而不留邪，肺气肃降有权，喘急可平，是相制为用。杏仁降肺气，用为佐药，助麻黄、石膏清肺平喘。炙甘草既能益气和中，又与石膏合而生津止渴，更能调和于寒温宣降之间，所以是佐使药。配合芦根、鱼腥草、桑白皮、浙贝母清泻肺热、化痰止咳；黄芩、陈皮理气化痰，宽胸理气。肺与大肠相表里，痰热壅肺，肺失宣肃，腑气不通，予以大黄竣下热结，通腑泄热，麦冬滋阴生津，预防燥热药过于伤津。

二诊时患者体温缓解，表邪已退，痰热内蕴，病邪未解，王老选用《医学统旨》中的清金化痰汤继续清肺化痰。方中橘红理气化痰，使气顺则痰降；茯苓健脾利湿，湿去则痰自消；更以瓜蒌仁、贝母、桔梗清热涤痰，宽胸开结；麦冬、知母养阴清热，润肺止咳；黄芩、栀子、桑白皮清泻肺火，大黄通腑泄热，鸡内金健胃消食，甘草补土而和中。全方有化痰止咳、清热润肺之功。

（整理：庞薇）

胃痞
——慢性萎缩性胃炎

慢性萎缩性胃炎(chronic atrophic gastritis,CAG)是以胃黏膜广泛性萎缩、胃酸分泌减少以及胃黏膜细胞的功能和结构发生改变的常见消化系统疾病。临床上常表现为上腹部饱胀不适、疼痛、纳谷欠馨等非特异性症状。该病的病因和发病机制尚不完全明确,但是一般认为与幽门螺杆菌(Helicobacter pylori)感染、饮食不节、吸烟、饮酒、精神压力、遗传因素等有关。慢性萎缩性胃炎是胃癌的前期病变,对其的研究和治疗具有重要的临床价值。王灿晖教授对此病的诊治颇有心得。

病因病机方面:

《难经·三十一难》曰:"三焦者,水谷之道路,气之所终始也。""三焦者,原气之别使也,主通行三气。"三焦使人体上下气血贯通,是人体中气体行走通道,能引导人体阴阳之气。通过三焦之路,阴阳之气可游走于体内外组织器官之间,进行传化水谷、营养脏腑、荡涤秽浊。《黄帝内经》曰:"饮入于胃,游溢精气,上输于脾。脾气散精,上归于肺,通调水道,下输膀胱。水精四布,五经并行,合于四时五藏阴阳,揆度以为常也。"周身水液精气的输布和排泄,是由肺、脾、肾等脏器共同完成的,但是三焦正常运化是水液运化的前提,若三焦水道不利,则水液代谢失调。《类经·藏象类》曰:"上焦不治则水泛高原,中焦不治则水留中脘,下焦不治则水乱二便。"临床常见因情志失调、饮食不节、嗜食油甘厚味、寒热失调、药物损伤等,直接损伤脾胃,导致脾阳不升,胃气不降,运化失职,水湿潴留,谷物滞纳,病邪日久进而出现气滞、痰火、血瘀、阴阳失调,脾胃不能正常升降,无法上承水液精谷、下调水液糟粕。因此三焦气机正常运化的核心是脾胃升降有度,两者相辅相成。

王灿晖教授认为慢性萎缩性胃炎根本原因为脾胃气机逆乱,升降失和。正如《临证指南医案·脾胃》中所言:"脾胃之病,虚实寒热,宜燥宜润,固当详辨,其于升降二字,尤为紧要。"诸多病机之中,脾胃升降失和为本,气滞、血瘀、痰火、阴阳失调兼夹为标,故而临床常见气滞与食积并存、阴虚与湿热同见、血瘀与血虚相兼,数证交错,相互牵制。

治法方药方面:

基于慢性萎缩性胃炎脾胃失调为本,气滞、血瘀、食积、湿热兼夹为标的病机特征,王灿晖教授燮理病机,以调和中焦为基本治疗大法,佐以理肝气、养胃阴、消食滞、清郁热、化血瘀等治法。清代程钟龄在《医学心悟》中首次提出中医治疗"八法":汗、吐、下、和、温、清、消、补。《〈温病条辨〉白话解》中说:"治中焦如衡,非平不安。"结合脾胃的生理病理特点,王灿晖教授提出调和中焦为基本治则。"治中焦如衡",是指通过升降相宜、燥湿并济、寒热同调、补泻兼施等方法,来协调中焦枢纽、平衡气血阴阳,使脾胃功能升降有度,三焦运化如常。王灿晖教授常用健脾益胃汤为治疗慢性萎缩性胃炎基本方,此方甘润平和,补而不滞,润而不腻,行气而不伤阴,活血而不破散,可使脾运健而胃气和,郁热清而气阴复,气血畅而胃痛止,并根据情况随证加减。

王灿晖教授临证用药多以平和为主,避免过于温燥、寒凉、滋腻;而药味多在12~14味之间,避免繁杂。益气健脾多用太子参、黄芪、党参、焦白术、云茯苓、淮山药等,平补脾胃而不胀气;益胃滋阴多用麦冬、石斛、南北沙参等,养胃阴而不滋腻;活血养血多用丹参、当归、三七,活血而不伤血;理气止痛多用厚朴花、木香、枳壳、元胡等,行气而不伤阴;消食开胃多用焦山楂、鸡内金、砂仁、蔻仁,消食而不好伤正气。同时结合现代药理病理学知识,针对不同的病理阶段而用药不同,具有层次性。如胃黏膜腺体萎缩而无肠化、异型增生者,用薏苡仁、仙鹤草、白花蛇舌草补虚防癌;对于肠化者,多用莪术、炮山甲等活血消肠化;对于异型增生者,用仙鹤草、拔契、半枝莲等解毒防恶化。

病案一

王某,女,56 岁。主诉:反复胃脘胀满不适 5 年余。

初诊(2016 年 1 月 20 日):患者近年来胃脘胀满逐渐加重,形体消瘦,情志不舒,面色少华。曾于某三甲医院行电子胃镜检查,内镜示:慢性轻度萎缩性胃炎伴胆汁反流;病理诊断:(胃窦部)轻度慢性萎缩性胃炎。后经中西医治疗,效果不佳,慕名求治于王灿晖教授。刻下:患者形体消瘦,面色少华,精神抑郁,胃脘胀满不适,进食后尤著,伴口干,饮食一般,二便调,舌红苔薄,脉弦。西医诊断:慢性萎缩性胃炎;中医诊断:痞满;辨证:胃热气滞;治法:清热和胃。处方:加味连苏饮加减。

拟方:黄连 5 g、紫苏叶 10 g、焦白术 10 g、吴茱萸 3 g、郁金 10 g、炒枳壳 10 g、焦栀子 10 g、蒲公英 30 g、炒白芍 12 g、姜半夏 10 g、鸡内金 10 g、厚朴花 10 g、香附 10 g、青皮 10 g。7 剂,每日 1 剂,水煎 200 mL,分早晚 2 次温服。

二诊(2016 年 1 月 27 日):患者胃脘胀满好转,时感胃脘隐痛,神疲乏力,口干,纳可,二便正常,舌胖红嫩,脉细。气阴不足偏著,予健脾益胃汤加减。拟方:太子参 20 g、焦白术 10 g、香附 10 g、炒枳壳 10 g、莪术 10 g、石斛 12 g、延胡索 10 g、黄连 5 g、砂仁 4 g、炒白芍 12 g、仙鹤草 20 g、白花蛇舌草 20 g、厚朴花 10 g。7 剂,每日 1 剂,水煎 200 mL,分早晚 2 次温服。

三诊(2016 年 2 月 3 日):患者胃脘胀满、隐痛均减轻,口稍干,精神稍佳,食欲正常,二便可,舌红嫩,脉细,继用健脾益胃汤加减治疗。

该患者服药至 2016 年 3 月 24 日,患者一般情况可,体质量增加 2 kg,面色红润,胃脘胀满偶作,余无不适,继续予前方巩固。2016 年

3月28日复查胃镜示慢性胃炎,病理诊断示(胃窦)中度慢性浅表性胃炎。

【按】 本案患者平素精神抑郁,日久伤肝,肝气郁结而化火,横逆犯胃,肝胃不和以致胃脘胀满;肝胃郁热耗伤津液,而见口干;舌红苔薄、脉弦亦乃胃热气滞之征。王灿晖教授认为此属本虚标实,患者初诊时胃脘胀满较著,故根据"急则治标"的原则采用清热和胃的方法治疗标症。方中黄连、紫苏叶、吴茱萸辛开苦降、泄胃脘郁热,辅以香附、青皮、郁金疏肝理气,其效更佳,蒲公英、焦栀子苦寒泻火,同黄连加强清热作用,炒枳壳、焦白术理气消痞,合苏叶而其力更强,姜半夏、厚朴花降气和胃,鸡内金健胃助运,炒白芍养血柔肝。诸药同用,致使热邪去、郁滞除。

二诊时患者胃脘胀满较前好转,但偶有胃脘隐痛,伴有神疲乏力、口干,舌胖红嫩,脉细。证属气阴不足,胃热气滞之虚实夹杂证,故以健脾益胃、清热理气为治则,健脾益胃汤加减以"标本兼顾"。方中太子参、焦白术、石斛健脾气养胃阴,黄连、白花蛇舌草清郁热,香附、炒枳壳、砂仁、厚朴花理气和胃,炒白芍、莪术、延胡索养血活血止痛,仙鹤草合白花蛇舌草、莪术抗癌防癌。

三诊时患者症状明显改善,故以健脾养胃汤巩固。经过2个多月的治疗,正气复,邪气退,取得理想疗效。

病案二

谈某某,男,46岁。主诉:胃脘部胀满半年余。

初诊(2014年10月17日):患者近半年来时感胃脘不适,食后症状加重,无疼痛,大便尚调,曾于江苏省人民医院行电子胃镜检查示:"慢性萎缩性胃炎伴肠化",经西医治疗未见好转,遂于王老门诊就诊。刻下症见:胃脘饱胀不适,不痛,食欲尚可,但食后饱胀较著,口干,二便正常,舌红,苔薄,余无特殊不适。辨证:胃阴不足、气滞络瘀,治以补益胃阴、理气通络。

拟方:太子参15 g、麦冬10 g、蛇舌草20 g、莪术10 g、鸡内金10 g、淮山药12 g、茯苓12 g、焦山楂10 g、丹参12 g、焦白术10 g、黄芩10 g、川石斛12 g。患者诉路途较远,往来不便,遂予14剂,日1剂,水煎服,早晚分服。

临床嘱咐患者饮食多进有营养、易消化之品,如面条、馒头、瘦肉,不可多食肉汤、鸡汤、鱼汤等油腻荤腥及辛辣刺激之品,同时起居注意寒温适宜,保持情绪舒畅乐观。

二诊(2014年10月31日):药后胃脘饱胀较前改善,但进食后仍有饱胀,二便正常,苔薄舌红,药证相合,仍按胃阴不足、气滞络瘀论治。拟方:太子参20 g、麦冬10 g、川石斛12 g、莪术10 g、白花蛇舌草20 g、鸡内金10 g、焦山楂10 g、黄芩10 g、仙鹤草20 g、淮山药12 g、茯苓12 g、炒枳壳10 g、焦白术10 g。14剂,日1剂,水煎服,早晚分服。

三诊(2014年11月14日):药后症情基本改善,遂宗前法加减治疗1个月。2014年12月12日患者诉胃脘不适症状已基本消失,饮食、二便均正常,嘱患者注意饮食、起居适宜,情志舒畅,如有不适及时就诊。

【按】 王灿晖教授认为,与一般胃炎相比,慢性萎缩性胃炎虽临床表现似乎并不严重,但疾病性质较一般胃炎严重。现代研究亦表明,本病与胃癌的发生密切相关。在病机特点方面,本病多属本虚标实之证,本虚多为胃阴虚或脾气弱,标实则表现为气滞、热郁、湿浊、络瘀。在本病的诊治中舌象尤为重要,一般舌胖淡、边有齿痕,多属脾气不足;舌质红嫩少苔,多属胃阴不足。同时,大便情况亦有助于判断,脾气虚者大便多偏于溏薄,胃阴亏者大便多偏于干结。治疗多益脾气、养胃阴以治本,理气、清热、化湿、通络以治标。同时,对慢性萎缩性胃炎患者,应重视内镜检查,尤其胃镜检查有肠上皮化生或上皮内瘤变的病患,应当提醒患者每隔1年就必须做胃镜检查,做到防微杜渐。

另外,慢性萎缩性胃炎患者的日常调养尤为重要。王灿晖教授认为,首先应保证饮食营养、易消化,按时进餐,切忌暴饮暴食,忌食油腻荤腥、辛辣刺激及寒凉黏腻之品;其次,患者起居应注意保暖,同时情绪应保持舒畅,医者亦应注意及时开导患者。

病案三

患者蒋某,女,60岁。主诉:反酸、腹胀2月余。

初诊(2010年3月24日):患者2个月余前突逢事变,情志失调,后出现胃脘部胀满,偶有隐痛,反酸嗳气,进食后症状加重,恶心欲吐,大便溏泄。患者门诊查胃镜示:胆汁返流性食道炎、胃炎,伴有糜烂、萎缩、肠上皮化生。Hp(+)。刻下:胃脘胀痛满、嗳气、呕恶泛酸,纳食不佳,大便溏泄,小便尚调,夜寐欠安。舌质红,舌苔黄腻,脉濡。辨证:湿热内蕴,气机不畅,胃气上逆。治当辛开苦降,清热祛湿,和胃降逆。拟方半夏泻心汤加减:法半夏12 g、黄芩10 g、干姜6 g、党参15 g、黄连3 g、炙甘草6 g、大枣10 g、紫苏叶10 g、吴茱萸3 g、蒲公英20 g、豆蔻仁^{后下}6 g、焦白术10 g、炒枳壳10 g、仙鹤草20 g、延胡索10 g。14剂,日1剂,水煎200 mL,早晚分服。

二诊(2010年4月6日):患者诉胃痛、嗳气好转,仍有泛酸,大便不成形,舌苔中度黄腻。其后以此方稍作变化调理半年,其间虽有反复,每与此方而收效,患者病情日益稳定。

【按】 中医学虽无胆汁反流性胃炎之名,但可归属于"呕吐""吞酸"等范畴。王灿晖教授指出其主要病机为肝胃不和,胃气上逆,易受情绪波动及饮食不调而反复,故在辨证论治的同时,要抓住"降"字,因胆与肝同属于木,以畅为顺,胃与脾为气机升降之枢纽,以降为和。《伤寒论·辨太阳病脉证并治》第149条:"伤寒五六日,呕而发热者,柴胡汤证具,而以他药下之,……若心下满而鞕痛者,此为结胸也,大陷胸汤主之,但满而不痛者,此为痞,柴胡不中与之也,宜半夏泻心汤。"痞者,痞满不通,上下不能交泰。心下即是胃脘,属脾胃病变。脾胃居中焦，为阴阳升降之枢纽，今中气虚弱，寒热互结，遂成痞证。中气既伤，升降失常，故上见呕吐、下则肠鸣下利。治宜调其寒热，益气和胃，散结除痞。方中以辛温之半夏为君，散结除痞，又善降腻逆止呕。臣以干姜之辛热以温中散寒，黄芩、黄连之苦寒以泄热开痞。以上四药相伍，具有寒热平调、辛开苦降之用。然寒热互结，又缘于中虚失常，升降失常，故方中又以党参、大枣甘温益气，以补脾虚，与半夏配合，有升有降，以复脾胃升降之常；使以甘草补脾和中而调诸药。全方寒热互用以和其阴阳，苦辛并进以调其升降，补泻兼施以顾其虚实，此为本方的配伍特点。寒热得解，升降复常，则痞满呕利自愈。临床上，还可根据患者寒热偏重，适量增减寒热药物比例：若寒重者，可配伍乌药顺气散寒止痛；若热重者，可合用金铃子散以疏肝泄热、活血止痛。若痞满甚者，去大枣，加枳实、生姜以理气止呕；湿浊甚者，加藿香、佩兰；兼食滞者，加焦山楂、神曲消食导滞。

（整理：庞薇、顾诚）

消渴

——糖尿病

糖尿病（DM）是由多种原因引起的、以慢性高血糖为特征的代谢紊乱综合征，属于中医学"消渴"范畴。消渴临床以多饮、多食、多尿、乏力、消瘦或尿有甜味为主要临床表现。《黄帝内经》中最早提及"消渴"病名，并指出消渴主要是因五脏虚弱、过食肥甘、情志失调等引起。王灿晖教授认为气阴两虚、脾肾亏损是其基本病机，虚火内热是重要病理环节，痰、瘀、湿为重要病理产物，故治疗上以滋阴降火、健脾益肾为治疗原则，兼以活血化瘀等。

1. 病因病机

（1）气阴两虚、脾肾亏损为根本病机：王灿晖教授认为糖尿病病人，临床特征包括多饮、消瘦、乏力，以气阴两虚为根本病机。体内津液代谢主要通过胃的摄入、脾的运化和转输、肺的宣发和肃降、肾的蒸腾气化。王教授认为津液代谢虽与五脏均有关系，但与肾的关系更为密切。肾精不足，气化不利，津液停聚不化；肾阴亏虚，无以制约肾阳，导致阴虚内热甚或阴虚火旺。故王灿晖教授指出，正所谓"阴平阳秘"，肾阴、肾阳任何一方发生偏胜或偏衰，都会导致糖尿病患者出现"三多一少"的症状。

脾位于中焦，为"后天之本，气血生化之源"，脾主运化水谷之精。当脾气亏虚，运化失司，血生化无源，精微失散，生化不足，津伤阴虚，肌肉失充，出现口渴多饮、神疲乏力、形体消瘦等临床表现。王灿晖教授指出，气能生津，基于脾的生理功能，脾为胃行津液，当脾气亏虚，胃津无源,虚火内生,见消谷善饥;脾气不足,或嗜食肥甘厚腻,伤及脾气,运化不利,肌肉失充,故见神疲乏力、形体消瘦。

糖尿病患者以中老年居多,一般由于饮食过于肥甘厚腻、情志失调致使脾、肾"先后天之本"受损,气血阴阳失衡,气阴两虚,导致本病的发生,故当重视脾肾亏损在糖尿病发生发展过程中的重要性。

(2)虚火内热是重要病理环节:阴虚内热是消渴患者的特征,具体表现为:口干多饮,多食易饥,形体消瘦,舌红少苔等。阴虚则阳胜,阳胜则热,火热之邪又易耗气伤津,故有虚火内热之象。王灿晖教授认为阴虚和内热互为因果,阴愈虚、热愈盛,热愈盛则阴愈虚,故虚火内热是消渴的重要病理环节。

(3)痰、瘀、湿是重要病理产物:王灿晖教授强调指出瘀血是贯穿糖尿病发生发展过程中的重要病机,如《血证论》中所述"气为血之帅,血随之而运行;血为气之守,气得之而静谧。"瘀血既是病理产物又是致病因素,气虚行血功能减退,无力推动血液正常运行,导致血液运行迟缓,瘀滞脉管,从而出现糖尿病心脑血管病、糖尿病肾病、糖尿病眼底病变、糖尿病周围神经病变等诸多并发症。《素问·至真要大论》中曰"诸湿肿满,皆属于脾",明确指出了脾虚生湿的发病机理,脾气不足,易酿生痰湿,且过食肥甘厚腻亦易聚湿生痰,更伤脾气,脾气不足,运化失常,肌肉失充,故可见乏力、消瘦。王灿晖教授提出,痰湿产物加重消渴,并提出了"痰湿体质"理论。王灿晖教授根据消渴患者疾病过程中易产生痰湿等病理产物这一病机特点,故在滋阴降火为基本治疗大法之上运用化痰祛湿等中药。

2.治疗原则及大法

(1)脾肾两调:王灿晖教授认为,本着"治病求本"的原则,治疗时当调整脏腑功能,脾肾两调,即益气健脾固肾。主方常常会选用黄芪、太子参或黄芪、山药,益气健脾。正如《本草经集注》中指出的"黄芪补丈夫虚损,五劳羸瘦,止渴、益气、利阴气",可知黄芪是口渴引饮的要药。亦常加用苍术、玄参,以燥湿健脾、增液清热。此外王灿晖教授常以山茱萸、肉苁蓉、女贞子等滋肾固本。

（2）滋阴降火：在"脾肾两调，治病求本"的基础之上，针对虚火内热这一重要病理环节，"滋阴降火"成为糖尿病治疗的重要原则。王灿晖教授常以黄芪、女贞子、黄精益气养阴，生地黄、地骨皮滋阴降火，黄连、知母清热解毒，玉竹、炙龟板滋阴潜阳，以调整阴阳平衡。

（3）兼以活血祛瘀：王灿晖教授认为活血化瘀法在消渴病治疗中占有重要地位，清末唐容川《血证论》中就曾提到因瘀致渴。消渴病治疗中王灿晖教授常配丹参、鸡血藤、当归等活血化瘀之品。

病案一

王某，女，51岁。主诉：发现血糖升高10年余。

初诊（2020年5月6日）：患者2010年体检时测空腹血糖偏高，为12.1 mmol/L，口干多饮，乏力，体重减轻，面色萎黄，小便量尚可，无视物模糊等症状。此后平素一直口服"消渴丸"控制血糖，但血糖一直控制不佳。目前，患者空腹血糖10.1 mmol/L，双下肢乏力，口苦，口干多饮。舌质暗红，苔黄少苔，脉细滑。

拟方：黄芪20 g、太子参20 g、葛根20 g、地骨皮15 g、地锦草20 g、知母10 g、黄连6 g、玄参10 g、山茱萸10 g、怀牛膝12 g、女贞子12 g、炙鳖甲20 g。14剂，水煎服200 mL，早晚餐后温服，每日1剂。

二诊（2020年5月20日）：患者查空腹血糖为7.2 mmol/L，食欲差，稍食即饱，腰酸。舌质暗红，苔黄少苔，脉细。

拟方：黄芪20 g、太子参20 g、炒白术10 g、茯苓12 g、山药12 g、生山楂10 g、山茱萸10 g、知母10 g、地骨皮15 g、黄连5 g、郁金10 g、全蝎5 g、骨碎补10 g。14剂，水煎服200 mL，早晚餐后温服，每日1剂。

【按】 此例患者消渴病多年，口干多饮，乏力，体重减轻，面色萎黄，辨为脾肾不足、阴虚内热之证，拟方以补气健脾益肾、滋阴清热。王灿晖教授认为，糖尿病气阴两虚、脾肾亏损为根本病机，虚火内热是重要病理环节。在病机演变过程中,始终存在本虚与标实两个方面,本虚导致标实,标实加重本虚,本虚与标实的互患是消渴病机的主要特点。脾气虚损,酿生痰湿,阴虚产生内热,且内邪导致脏腑更虚,内邪更甚,它们互为影响,兼见同病,所以王灿晖教授在治疗上始终贯彻祛邪扶正。随着患者病情时间持续延长及病情逐渐加重,病机主要反映在脏腑的功能失常、阴阳俱虚,此时更重于补虚。

病案二

蔡某,男,81 岁。主诉:发现血糖升高伴疲劳乏力汗出 20 余年。

初诊(2020 年 5 月 2 日):患者 20 余年前出现口干多饮,神疲乏力,伴形体消瘦,查空腹血糖 14.3 mmol/L,无多食易饥,血压稍高,无视物模糊,无手足发麻,无间歇性跛行等症状。后根据医嘱口服"消渴丸"。2021 年 3 月头颅 MRI 示脑梗死,未系统服用改善脑循环药物。初诊时症见:患者动则全身汗出,头痛较甚,易神疲乏力,夜间无出汗,健忘,唇紫黯,舌暗红,苔中部厚腻,脉细涩。

拟方:生地 15 g、丹皮 10 g、丹参 12 g、葛根 20 g、地龙 10 g、怀牛膝 12 g、茯神 12 g、知母 10 g、山百合 12 g、五味子 5 g、糯稻须 20 g、碧桃干 20 g、黄连 5 g。14 剂,水煎服 200 mL,早晚餐后温服,每日 1 剂。

二诊(2020 年 5 月 16 日):患者自感明显好转,头痛较前有显著改善,汗已不多,仍感易疲劳乏力,面色红,唇紫黯,舌暗红,苔稍厚腻,脉细涩。

拟方:生地 12 g、丹皮 10 g、丹参 12 g、葛根 20 g、地龙 12 g、怀牛膝 12 g、玄参 10 g、知母 10 g、天麻 10 g、川芎 12 g、杜仲 12 g、山萸肉 10 g、碧桃干 20 g。14 剂,水煎服 200 mL,早晚餐后温服,每日 1 剂。

三诊(2020 年 5 月 30 日):患者自感汗出好转,较前已明显减轻,无头痛,唇紫黯,面色红。舌暗红,苔腻,脉细涩。

拟方:天麻 10 g、川芎 12 g、葛根 20 g、白蒺藜 10 g、地龙 10 g、丹参 12 g、赤芍 12 g、当归 10 g、怀牛膝 12 g、鸡内金 10 g、焦山楂 10 g、

碧桃干 20 g。14 剂,水煎服 200 mL,早晚餐后温服,每日 1 剂。

【按】 此案例为消渴病合并症患者。王灿晖教授治疗糖尿病合并脑梗死时,将二者视为整体,重在治疗基础病糖尿病,擅用黄连、葛根、知母、玄参等滋阴清热、养阴生津,同时并用丹参、川芎、当归、牛膝等活血化瘀药,不但纠正贯穿于糖尿病始终的"瘀血",还能改善中风之"血瘀",一举两得。王灿晖教授根据临床经验,提出消渴病痰湿血瘀、阳虚血瘀、气虚血瘀、热盛血瘀以及久病血瘀等观点,认为消渴病相关并发症,如心脑血管、肾脏、视网膜及神经病变等,血瘀证均是其重要病因,贯穿消渴病治疗始终。临床施治之时,采用活血化瘀之法,可有效改善微循环,且化瘀药中适当加用补气之品,可扶助正气,推动血液循环,进而增加疗效。

病案三

李某,男,55 岁。主诉:发现血糖升高 10 年余,双下肢水肿伴乏力 1 月。

初诊(2021 年 1 月 15 日):既往有"2 型糖尿病"病史 10 余年,平素口服降糖药控制病情,但血糖情况不详,本周体检查糖化血红蛋白 8.2%。2 个月前患者开始出现乏力腰酸,休息后可自行缓解,无活动受限。1 个月前,患者因感冒后出现颜面及双下肢水肿,按之不起,皮色如常,表皮光亮,伴有纳差、腹胀、自汗乏力,于当地医院治疗无效来我院门诊治疗。初诊时症见:患者面色㿠白,自汗出,脘腹胀闷,纳呆食少,伴有腰膝酸软,夜尿频多,大便干燥、三四日一行,下肢明显浮肿,舌质紫暗、有瘀点,苔薄腻,脉沉细。

拟方:山茱萸 15 g、熟地黄 15 g、女贞子 15 g、牡丹皮 10 g、泽泻 10 g、山药 15 g、肉桂 6 g、黄芪 15 g、茯苓 10 g、白术 15 g、丹参 10 g、当归 10 g、三七 10 g、甘草 6 g。14 剂,水煎服 200 mL,早晚餐后温服,每日 1 剂。

二诊(2021 年 1 月 29 日):患者疲倦乏力,腰膝酸软减轻,颜面部及双下肢水肿减轻,汗出减少,大便仍干燥。舌质紫暗,苔薄腻,脉沉细。

拟方:山茱萸15 g、熟地黄15 g、女贞子15 g、牡丹皮10 g、泽泻10 g、山药15 g、肉桂6 g、黄芪15 g、茯苓10 g、白术15 g、丹参10 g、当归10 g、三七10 g、生地黄10 g、地骨皮10 g、甘草6 g。14剂,水煎服200 mL,早晚餐后温服,每日1剂。

【按】 此例患者患消渴多年,本次因感冒后出现双下肢及颜面部水肿、自汗出、脘腹胀闷、纳呆食少等症状,为脾肾亏虚,水湿不化,且久病入络。方中山茱萸、熟地黄、女贞子、黄芪、茯苓、白术健脾益肾;肉桂温阳利水;丹参、当归、三七活血化瘀。糖尿病患者病情缠绵,脾肾俱虚,水湿不化,酿生痰饮,形成水肿,水饮内停,气滞不行,血脉不通,导致血脉瘀阻,加之水饮内停,致肺、脾、肾俱虚。另外,脾喜燥恶湿,水湿内停最容易损伤脾胃,导致中焦枢机不利,水谷精微不能化生气血。王灿晖教授认为在应用温通之药同时,还应注重加上健脾利水的药物,且时刻注意活血化瘀。

(整理:严璐)

粉刺
——痤疮

  痤疮是一种累及毛囊皮脂腺的慢性炎症性疾病,好发于面部、胸背等皮脂腺丰富的部位,主要表现为粉刺、丘疹、脓疱、结节、囊肿等皮损。流行病学研究表明,80%～90%的青少年患过痤疮,其反复发作、缠绵难愈、易留瘢痕,影响患者的身心健康。

  中医称之为"肺风粉刺""粉刺"或"风刺"。王灿晖教授临床治疗痤疮时,运用温病学理论,主要从"湿热"和"血热"入手。饮食不节、风热外袭、情志失调是主要致病原因;治疗上以祛湿热、清血热、气血双清为主,化痰散结、消肿排脓为辅;用药上清、透、渗并用,使热有出路。

  在用药上,王灿晖教授治疗痤疮主要为清热药,其次是化痰药、利水渗湿药。其中,清热药中又以清热解毒、清热凉血、清热泻火药为主。这与他主张治疗痤疮主要从"湿热""血热"着手是一致的。王老认为"湿热"致病多属于气分证,"血热"致病多属于营分证和血分证。《温热论》云:"湿与温合,蒸郁而蒙蔽于上,清窍为之壅塞,浊邪害清也。"湿热之邪上干头面肌表,湿聚热蒸,壅塞毛窍,热盛肉腐,发为痤疮。"卫之后方言气,营之后方言血""营分受热,则血液受劫",热入营血,血热化瘀,热瘀交结,阻塞肌肤而致病。临床中湿热和血热往往相兼为病,表现为气血同病,因此王灿晖教授治疗痤疮时主要祛其湿热,散其血热,使气血两清,痤疮得愈。《温热论》云:"入血就恐耗血动血,直需凉血散血。"热邪久居,煎熬血液,化为血瘀,瘀不散而热不能清;同时,由于热邪内盛,炼津为痰,痰瘀互结,患者多表现为面多脓头、硬结,红肿疼痛,因此对于皮损较重的患者,王灿晖教授在清血热的同时亦兼顾活血化瘀、除痰散结。

病案一

徐某,女,19岁。主诉:发痤疮一周。

初诊(2022年9月21日):患者面部发痤疮一周,以口唇周围多发,疼痛不痒,面部偶有发热,面部、头发出油较多,大便黏腻不畅,时有三四日一行,小便调,纳可,眠可,月经调。舌淡红苔薄黄根部腻,脉滑。诊断为痤疮,属湿热壅蒸于面,方以三仁汤加减。

拟方:杏仁12 g、白豆蔻15 g、生薏苡仁30 g、茯苓15 g、陈皮12 g、厚朴12 g、通草10 g、滑石^{先煎}20 g、淡竹叶10 g、黄芩12 g、枳实12 g、生山楂12 g、炒槟榔10 g、神曲10 g、连翘12 g、甘草6 g。7剂水煎服,1剂/d,分两次服用。嘱患者清淡饮食,适当锻炼。

患者一周后复诊,面部痤疮稍有减轻,大便调,日一次,舌尖红,舌体偏胖。上方加:生地15 g、炒丹皮15 g、炒栀子12 g,继服。嘱患者合理饮食,注意面部清洁,调整情绪,适当锻炼。

【按】 脾为后天之本,主运化,可升清降浊。食辛辣刺激、肥甘厚味、生冷甜食之品,损伤脾胃,则湿聚痰凝,郁而化热,湿热上熏头面,诱发痤疮。正如《黄帝内经》中所说"高粱之变,足生大丁,受如持虚"。《诸病源候论》云:"脾主肌肉,内热则脾气温,脾气温则肌肉生热也;湿热相搏,故头面身体皆生疮。"痤疮多发于面部及后背部位,患者多体胖,汗多,面部及头发易出油,可伴见体倦乏力,大便溏腻不畅,舌苔厚腻,脉濡或滑。治疗以三仁汤为基础方清利湿热。方用杏仁宣上焦肺气,白豆蔻、半夏、厚朴燥湿化浊并理中焦之气,生薏苡仁、滑石、通草淡渗利湿。若痤疮出现溃破,可加入清热解毒的药物。王灿晖教授在治疗痤疮患者时,特别强调饮食禁忌,以期达到更好的治疗和预后效果。

"温邪上受,首先犯肺。"肺者,其华在毛,其充在皮,故外邪袭表,首先犯肺。青春期青年本为阳盛之体，肺经蕴热，复受风邪，熏蒸于上，则发为痤疮；而肺的宣降功能失调，又易导致大便不通，郁久热甚，结为热实。故痤疮患者除了面部皮损以外，多有"大便难"之表现。因此，王灿晖教授善用入肺经之药，疏散在表之风热，同时少加通便之品，使上焦得通、津液得下、郁热得散。

病案二

田某，女，25 岁。主诉：面部丘疹脓疱半年余。

初诊（2022 年 10 月 13 日）：患者半年前食辛辣海鲜后出现面部红斑、丘疹、粉刺，就诊于某医院，诊为"痤疮"，予中西医治疗效果欠佳。患者诉平素工作压力大，时有口苦，便溏，眠差。否认其他疾病史及过敏史。专科查体：面部脂溢明显，前额、两颊密集粟粒至米粒大小炎性丘疹、脓疱。舌红苔少，脉细数。治法：凉血活血，滋阴解毒。处方：知母 10 g、黄柏 10 g、桔梗 10 g、金银花 10 g、白芷 10 g、红花 10 g、生地黄 10 g、月季花 12 g、牡丹皮 15 g、当归 15 g、生甘草 10 g、女贞子 10 g。7 剂，每日 1 剂，水煎服，分两次服用。

二诊（2022 年 10 月 20 日）：面部脂溢较前减轻，面部红斑、丘疹较前变淡。患者诉昨日月经至，色暗，量少，纳眠可，二便调。前方去牡丹皮、生地黄、月季花，加桂枝 6 g、白芍 15 g、仙茅 6 g、桃仁 12 g。14 剂，煎服法同前。

三诊（2022 年 10 月 5 日）：患者面部脂溢进一步减轻，皮损部分消退，部分皮损颜色变暗呈暗红色小结节，质稍硬。纳眠可，二便调。前方去女贞子、仙茅、桂枝，加连翘 12 g、皂角刺 15 g、荔枝核 15 g、香附 12 g、丹参 12 g。7 剂，煎服法同前。经治疗后，患者皮损大部分消退，硬结较前缩小。

【按】 患者平素工作压力大，精神焦虑，肝气郁结，气滞则无力推动血行而生瘀血，气血瘀滞易化火，因食辛辣之物助阳化热，血热搏结，上袭颜面，则生痤疮。热盛则伤阴，故口苦。舌红少苔，脉细数，亦为血热瘀滞、夹有津伤的表现。治以凉血活血，滋阴解毒。知母、黄柏、金银花清热泻火解毒；白芷疏散风热；桔梗、甘草有"排脓汤"之意，托里排脓，助脓疮消散；女贞子、生地黄滋补肝肾养阴；牡丹皮、红花、月季花凉血活血，疏肝理气。患者初诊时月经未至，气血充盈，火热较盛，多用生地黄、牡丹皮、知母、黄柏等凉血清热之品；二诊时月经已至，量少色暗，提示血瘀，故去生地黄、牡丹皮等凉血之品，加用桂枝、仙茅、桃仁壮阳活血通络，有助瘀血去除；三诊时月经结束，阴血亏虚，故用当归、白芍养血养阴，同时三诊时皮损部分颜色变暗、质硬，王灿晖教授认为此为气血凝结，多用连翘、皂角刺、荔枝核、香附、丹参等理气散结，活血消痈。

病案三

谢某某，女，22岁。主诉：痤疮5年，加重3天。

初诊（2009年2月15日）：患者面部痤疮反复发作5年，曾经多家医院、美容院治疗效果不佳。3天前加重，面部潮热，痤疮密集于额头、双脸颊，色红，部分紫黯，手足心热，经常有汗，月经周期提前3天左右，量少色黯，纳差，小便黄，舌暗红，苔黄腻，脉弦有力。此乃肝郁化火，气血瘀滞之象。治以清肝泄热，调和气血法，拟方丹栀逍遥散加减。拟方：南沙参12 g，杭菊花15 g，焦栀子10 g，黄芩10 g、连翘10 g、赤芍10 g、冬桑叶10 g、芜蔚子15 g、炒丹皮10 g、蝉蜕6 g、甘草5 g、灯心草3 g。10剂，水煎服，日1剂，连服10天。

服药后诸症皆有改善，面部痤疮减少，面部潮热、手足心热出汗等症都减轻。舌黯红，苔黄腻，脉弦有力。守上方再服10剂。三诊时诸症皆有明显改善，其他症状也基本消除。为清除余邪而善后，故守原方再进10剂。药尽病除，取得了满意疗效。

【按】 本案患者肝郁化火，肝火夹湿热上炎，故面部潮热。气血瘀滞再加湿热蒸腾共凝面部而成痤疮。手足心热经常有汗，乃是阳明胃热和心肾有火。方用杭菊花、焦栀子、黄芩清肝泻火，清热燥湿。赤芍、茺蔚子、炒丹皮凉血活血,调和气血。连翘清热解毒透邪,善清心火而散上焦风热,又能消痈散结,以助上药消散面部瘀结。冬桑叶疏散风热、润燥凉血,南沙参滋阴以制火,蝉蜕疏散风热,灯心草清心除烦、清热利尿、泻心通淋。诸药合用,共奏清肝泄热、调和气血之功。因药切中病机,故取效甚捷。

《黄帝内经》云"诸痛痒疮,皆属于心"。现代人由于生活节奏快、工作学习压力大,一方面易造成心肝火旺,情绪急躁,火热上炎肌肤;另一方面又导致肝气郁结,多愁善感,郁热上蒸肌肤。因此王灿晖教授治疗痤疮时,亦喜用疏肝解郁、清心利水之品。

王灿晖教授认为痤疮的发生总体离不开一个"热"字,或为外感"风热",或为内生"郁热"。"热"是痤疮发病过程中的基本因素。如《黄帝内经》云:"劳汗当风,寒薄为皶,郁乃痤。""热盛则肉腐,肉腐则为脓。"《诸病源候论》云:"面皶者,谓面上有风热气生。"故根据热者寒之、结者散之之意,王灿晖教授治疗痤疮时以苦寒药物为主、辛甘平药物为辅。用苦寒之药直清其热,佐以甘平,使其不致凉过,同时用辛味药物透其风热、散其郁结。

（整理:李磊）

温病的辨证施护

　　王灿晖教授在 40 余年温病治疗的临床实践中积累了丰富的经验，治疗方面颇具特色，同时他认为护理在疾病治疗的过程中也是重要的一环，对温病的辨证施护给予了高屋建瓴的意见。

　　王教授认为温病是感受温邪引起的以发热为主症，具有热象偏重、易化燥伤阴的一类外感热病的总称。温病的主要辨证方法是卫气营血辨证和三焦辨证。护理上应根据这些辨证方法和各阶段的不同症候采取相应的护理措施。

一、卫气营血辨证施护

（一）卫分证的辨证施护

　　卫分证是温热病的第一阶段，邪气侵犯肌表，卫气功能失常而产生的一系列症状和体征。主要症候表现是：发热、恶寒、头痛、咳嗽、咽喉肿痛、口渴、舌红苔薄白、脉浮数。前人"有一分恶寒便有一分表证""其在表者，汗而发之"之说，所以此阶段的护理要点为发汗解表、祛邪外出。

　　（1）生活起居护理：保持环境舒适、整洁。病室空气新鲜，避免直接吹风。生活起居有规律，注意休息，注意避免患者当风，以防重感邪气。

　　（2）病情观察：观察恶寒、发热的轻重程度。注意观察汗出情况，有汗或无汗，汗出是否畅爽；观察有无鼻塞、流涕，鼻涕的性质、颜色和量;有无咳嗽及咳痰的色、质和量;口渴的程度,咽喉是否疼痛,舌苔、脉象等。

(3)饮食护理:饮食宜用清淡半流质软饭和清凉饮料,以利于消化吸收和补充津液,忌寒凉滋腻食品。热盛口渴多汗者可给淡盐水、冬瓜汤、芦根茶等,也可食薄荷粥、荆芥粥;暑湿感冒者宜清淡饮食,多食西瓜、薏苡仁粥、绿豆汤、清络饮等清热解暑之品,也可用藿香、佩兰煎水代茶饮,忌食冷、甜、黏、油炸之品。

(4)情志护理:情志舒畅、乐观开朗有利于增强正气,祛邪外达。恶寒发热、头身疼痛等症状较甚者,可有心烦、焦虑等表现,应做好解释和安慰,指导患者了解疾病的发生、发展过程,积极配合治疗。年老体虚患者,病情容易反复,应指导患者的生活起居,树立治疗的信心,合理调摄情志。

(5)用药护理:服发汗解表药汤,药要热服,服药后饮适量热水或热稀粥以助药力,要适当加盖衣被,以保温促汗,使邪随汗外出,切忌大汗,以防伤津耗液。

(6)适宜技术:可行背部捏脊,取督脉及膀胱经腧穴,直至背部发热。汗出不畅者,可艾灸大椎、曲池穴以透汗。鼻塞流涕严重者针刺迎香、列缺、外关等穴,或用热毛巾敷鼻,头痛者可头面部穴位行经穴推拿,如印堂、太阳、风池、百会等。素体虚弱者,可取肾上腺、内分泌、肾、肺等耳穴用王不留行埋籽,以扶正祛邪;或于夏月三伏选肺俞、脾俞、肾俞、膏肓、气海、大椎等穴行穴位敷贴。

(二)气分证的辨证施护

气分证是温热病的第二阶段,此期正盛邪实,正邪相争,阳热亢盛,形成里热实证。临床表现为发热不恶寒,反恶热,汗出烦渴、腹痛、腹胀、大便秘结、尿黄量少,舌红苔黄,脉洪大。此证的治疗与护理均以清热为主。

(1)生活起居护理:保持室内外空气凉爽,但不可直接吹风,以守元气来复,促进疾病痊愈。如《内经》中即有温热病"居处宜凉"之记载。明·李梴则云："若道途卒倒，汤药不便，恐气脱难治，急扶荫凉处。"清·王士雄谓："凡是路途卒倒之人，纵无药赠，但能移于阴处，即一服清凉散也。"医家强调要开启门窗通风，衣被适度，房内安静等。发热身痛者宜卧床休息。

（2）病情观察：体温过高者应定时监测并做好记录。停止使用发汗药和促使发汗的措施，以免损伤津液。高热者，可用冰袋或以酒精擦浴等物理降温。注意观察患者二便情况。

（3）饮食护理：给予清凉饮料，如雪梨浆、芦根汁、藕汁、西瓜等。既可生津止渴，又能滋胃阴助胃气（明·吴又可《温疫论》）；胃中津液被燥气劫烁，外感之证已失，可予牛乳饮，以津血养津血（《霍乱论》）；冬瓜汤祛湿泻热，止烦渴（《霍乱论》）；糯米泡于术生津养胃，以助脾胃功能恢复（《温热经纬》）；热入血分所致斑疹，而邪热不解，予芦根汁、梨汁、蔗浆甘寒生津除热（清·王孟英《温热经纬》）；绿豆汤或绿豆粥以解暑热烦渴等（裘庆元《珍本医书集成》），均为行之有效之方。

（4）情志护理：保持精神愉快，情志调畅，以免郁结助热，是生活起居调护的另一个方面。如王士雄指出"凡患急症，病人无不自危，旁人稍露张慌，病者遂谓必死，以致轻者重……近情之医，虽临危症，非病人耳聋者，必不当面言凶也，亲友切勿交头接耳，以增病人之惧"，即指此言。

（5）用药护理：汤药宜温服，药后观察出汗、体温和伴随症状的变化，高热者，遵医嘱给退热药，如瓜霜退热灵胶囊口服；暑湿感冒者可给藿香正气口服液，注意用药后症状改善情况。服发汗药后，忌服酸醋生冷之品，以免收涩，影响发散效果。大便秘结者，应泄热通便，用番泻叶代茶饮，也可通便灌肠。

（6）适宜技术：高热不退者，可配合针刺大椎、合谷、曲池等穴或十宣放血。

（三）营分证的辨证施护

营分证是温热病邪气内陷深重阶段，以营阴受损、心神被扰为其病变特点。症见身热夜甚、心烦不安,甚或神昏谵语,斑疹隐隐,舌质红绛,少苔或无苔,脉细数。热陷于营里为温热病的重要环节,有很多严重症候都可在此阶段发生,因此,护理方面要密切注意病情发展的趋势,以防患于未然。

（1）生活起居护理:病室应安静整洁,空气新鲜、流通,阳光充足,温湿度适宜。患者若躁动不安,要应用床挡,防止病人坠床,护理病人时切勿用力碰撞病人的皮肤,防止引起血斑。咯血者注意保持呼吸道通畅,及时清除口内积血,以防堵塞呼吸道而造成窒息。

（2）病情观察:注意观察病人有无斑疹出现及出现的时间、部位、大便色泽等。还要注意舌质舌苔演变的进展,观察伤津的程度,注意大便的干硬色泽、小便的多少有无。从神志、皮肤、脉搏的变化,了解病势的进退,防止病情进一步恶化,促使向愈发展。

（3）饮食护理:饮食宜富营养、高蛋白和高热量、富含纤维素和易消化食物,多食奶类、蛋类、鱼虾、瘦肉、豆制品等食物,建议每天蛋白质摄入量为 $1.5\sim2.0g/kg$,多食新鲜蔬果,以补充维生素。忌辛辣、动火伤阴之品,禁烟酒。昏迷病人应加强饮食护理,以保证营养,必要时遵医嘱予鼻饲饮食。

（4）情志护理:病情容易反复,应指导患者的生活起居,树立治疗的信心,合理调摄情志。应对患者进行心理疏导,坚持长期规范治疗,帮助其建立科学调养、战胜疾患的信心。

（5）用药护理:应按时服药,病重者中药宜少量频服。服药后应注意观察药后反应。咳嗽、潮热、盗汗和咯血症状减轻是疾病经治后改善的表现,反之诸症不减反加重,应及时报告医师,查找原因,加强综合治疗。

（6）适宜技术:阴虚盗汗者可用浮小麦泡茶饮用;也可用敷脐法,取五倍子粉加白醋调成糊状,临睡前敷填神阙穴;或用煅牡蛎、煅龙骨粉纱布包扎,用以扑身,以收敛止汗;或指揉三阴交、太溪、阴郄、后溪等穴。

（四）血分证的辨证施护

血分证是卫气营血传变的最后阶段,也是温热发展进程中最深重阶段,临床表现除见营分证的症状外,还以耗血、动血、伤阴、动风为特征。对此类病人,除按营分证护理外,更要密切观察病情变化。热邪进入血分,邪热亢盛,热极生风、风火相煽,而至肝风内动。病人常发生惊厥,若不及早预防和处理,即可危及生命。

（1）生活起居护理:病室环境应整洁、安静,空气新鲜,温湿度适宜。室内严禁吸烟,避免粉尘和特殊气味的刺激,减少探视。

（2）病情观察:若见患者不时惊跳、肌张力增强、颈部有抵抗感、两目凝视、口角时而颤动、烦躁不安、意识障碍等表现,可视为惊厥先兆,应迅速针刺人中、太冲、气海、关元、合谷等穴;若表现为手足抽搐、牙关紧闭、颈项强直、角弓反张、两目直视等,应立即报告医生,并做好抢救准备。为防止病人舌咬伤,取下假牙,口内留置牙垫或以压舌板用纱布包好将牙撬开,或用开口器撑开。

（3）饮食护理:饮食宜清淡、营养丰富、易消化,多饮水及新鲜果汁,忌食生冷、油腻、辛辣等刺激性食物。

（4）情志护理:患者易产生紧张、忧虑、悲观、急躁等不良情绪,应关心体贴患者,多与患者交谈,指导患者采取多种方法分散注意力,减轻精神压力,调适情志,因"怒则气上",患者尤当戒怒,遇事沉着冷静,避免因情志不畅加重病情。另外,音乐能舒缓人的不良情绪,振奋精神。五行音乐疗法运用角、徵、宫、商、羽五种音调的乐曲来调治疾病。《内经》载曰:"角为木音通于肝。"角调音乐能有效改善患者的抑郁情绪,有助于康复。

（5）用药护理:病重者宜少量频服。服药后注意避风寒,观察症状是否改善,注意汗出情况。咳嗽、潮热、盗汗及咯血症状减轻是疾病经治后改善的表现,反之诸症不减反加重,应及时报告医师,查找原因,加强综合治疗。

（6）适宜技术:病程日久者可用五灵脂、白芥子、甘草、大蒜泥共研细末,加入少量醋,摊纱布上,敷颈椎至腰椎夹脊旁开1.5寸处。

二、三焦辨证施护

三焦辨证是外感温病的又一辨证方法,既同卫气营血辨证有所区别,又有联系。卫气营血辨证长于辨析病变的阶段、浅深、轻重,三焦辨证长于辨别病变的部位、性质和证候类型。两种辨证方法相辅应用、经纬互参,才能更全面地指导温病的辨证施护。

（一）邪在上焦辨证施护

邪在上焦主要包括手太阴肺和手厥阴心包的病变,一般有如下症候:

（1）邪袭肺卫:症见发热、微恶风寒、咳嗽头痛、口微渴、舌边尖红赤、舌苔薄白欠润、脉浮数等症,可按卫气营血辨证的邪在卫分辨证施护,辛凉解表,微汗驱邪外出。

（2）邪热壅肺:症见身热汗出、咳喘口渴、苔黄、脉数等,此属卫气营血辨证的气分病变,可按邪在气分病变辨证施护。

（3）湿热阻肺:症见恶寒、身热不扬、胸闷、咳嗽、咽痛、苔白腻、脉濡缓等,属卫分病中的湿重热轻症,辨证施护时注意病人不要再感受寒湿或湿热之邪,服药切忌滋腻之品,不食油腻辛辣之物。

（4）邪陷心包:症见身热、神昏、肢厥、舌謇舌绛等,属营血病变,以营分病变多见,可按营血病变辨证施护,清营凉血防止病情进一步发展。

（5）湿蒙心包:症见身热、神志昏蒙、时清时昧,舌苔厚腻,舌质红或绛等。舌质红,当在气分营分;舌质绛,已入营血,故辨证施护时要分清病之轻重。可先证施护,即未见营血症状时,先按营血辨证施护;有营血症状更要高度警惕,防止惊厥和脏器的衰败。

（6）一般说来,上焦温病为起病初期,感邪轻者,正气抗邪可望邪从表解,阴精亏而感邪重者,温邪可迅速从肺卫演变为肺热壅盛,进而使肺气大伤,甚至可导致化源欲绝而危及生命;或因患者心阴素虚,肺卫温邪可内陷心包,甚至内闭外脱而死亡。

（二）邪在中焦辨证施护

邪入中焦一般为温病的中期或极期阶段,病变部位主要包括足阳明胃、手阳明大肠、足太阴脾等。一般有如下症候:

（1）阳明炽热:症见身体壮热、大汗,心烦,面赤,口渴引饮,舌红苔黄燥、脉洪大而数等。此属卫气营血辨证的气分病变,应按气分病变辨证施护。

（2）阳明结热:症见日晡潮热,神昏谵语,大便秘结,或热结旁流,腹部硬满疼痛,舌苔黄、灰、黑而燥,脉沉实有力。可按气营两燔辨证施护。

（3）湿热中阻:主要症见身热不扬,脘痞,呕恶,苔腻。可按卫分气分病变辨证施护,但不宜发汗,湿不去发汗热不退,且易伤阴,宜清利湿热、和胃降逆,特别要注意顾护脾胃。

（4）湿热积滞搏结肠腑,症见身热、烦躁,汗出不解,呕恶,脘腹胀满疼痛,大便溏垢不爽如败酱、如藕泥,舌苔黄腻或黄浊,脉滑数等。多可按气分之重症辨证施护,但治疗上若不解除湿热积滞,则正确的护理也是难以奏效的,尤其燥热内结,耗竭阴液或中焦湿热秽浊偏盛,弥漫上下,阻塞机窍,都属病情危重的表现,泄腑通浊或灌肠则能起到一定的治疗作用。

（三）邪在下焦辨证施护

温邪侵入下焦,一般为温病的后期阶段,多呈邪少虚多之候,主要病变部位包括足少阴肾和足厥阴肝。常见如下症候:

（1）肾精耗损,症见低热持续不退,手足心热甚于手足背,神疲委顿,消瘦无力,口燥咽干,耳聋,舌绛不鲜、干枯而萎,脉虚等。可按卫气营血辨证的营阴亏虚辨证施护,千方百计地保护患者的阴液,有一分阴液便有一分存活的希望。

（2）虚风内动:症见神倦,肢厥,耳聋,五心烦热,心中憺憺大动,手指蠕动,甚或瘈疭,舌干绛而萎,脉虚等。可按营血病变辨证施护,病人多近昏迷或昏迷,多见抽搐。恰当的辨证施护、正确的中西医结合治疗或可挽救病人的生命。

三、预防

温病大多具有不同程度的传染性,可经口鼻及接触等多种途径在人群中流行。因此,防患于未然是温病护理的一个重要环节。

(1) 接触隔离:古人对传染病隔离预防已很重视,当时虽然没有传染病医院,但已提出避免接触、不同食同住、回避等法,均是非常有效的预防措施。明·朱精《普济方》云:"治时气相染易者,即须回避,将息饮食之类,不得传食。"温病患者的食具应与常人分开,不得交叉使用,"不得传食",则强调邪从口入的预防方法,为较早的饮食隔离法。《医药卫生录》:"凡患瘟疫时症……亟宜隔离分房别舍,另置病人于一室,平人勿与同住,亲朋不得入室",是为环境隔离法。张景岳提出"邪气出于口……其相对坐立之间,必须识其向背",是为较早的呼吸道隔离法。

(2) 高温消毒:明·李时珍《本草纲目》指出:"初病人衣蒸过,则一家不染。"李氏在当时情况下提出高温消毒及早预防,诚属难能可贵。

(3) 药物预防:古代的药物预防方法很多,如药物粉身法、药浴、药熏、涂鼻等。王焘在《外台秘要》中指出用避瘟粉粉身(川芎、苍术、白芷、藁本、零陵香),有预防瘟疫传染的作用;《普济方》记载用雄黄、丹砂、菖蒲为末水调涂鼻,以避瘟疫时气;李时珍提出用白茅香、茅香、兰草煎汤洗浴,可避疫气。明·王肯堂《证治准绳》中用神效沃雪汤(苍术、防风、厚朴、干姜、白芍、甘草)辛温芳香之品燥湿醒脾,预防湿温;《霍乱论》用大黄、茵陈室内焚之,或以艾卷为绳点之,以解秽气;《寿世汇编》以避瘟丹焚烧,可预防瘟疫。此外,不少医家主张用药涂鼻和探鼻作嚏法,以预防呼吸道传染,也是十分科学有效的方法。

（4）严格隔离消毒

① 一旦发现温病病人，则应对其实行严格的隔离、消毒，包括病人发病的地点、接触的物品、转运诊疗的工具，都立即进行消毒。有极强传染性的病人立即隔断除医护人员以外的其他人员的接触。

② 医护人员要戴好口罩，必要时戴好胶皮手套，穿好隔离衣，尽量减少和病人的直接接触。

③ 诊室和住院病室要尽量做到空气流通，门诊和诊室用过的器具一定立即按有关消毒规定处理。

④ 病人的呕吐物、排泄物，一定要进行严格的消毒或焚烧。

⑤ 对同病人接触过的一切物品，事后都要立即进行严格的消毒。绝不能使病人成为入院后的传染源，也绝不能使接触病人的医护人员成为新的传染源。

（整理：薛媛）